VADIM TSCHENZE

Heilenergetische Ernährung

GOLDMANN
Lesen erleben

Vadim Tschenze

Heilenergetische Ernährung

Russisch-schamanische Lebensessenzen und Rezepturen

GOLDMANN

Sollte diese Publikation Links auf Webseiten Dritter enthalten, so übernehmen wir für deren Inhalte keine Haftung, da wir uns diese nicht zu eigen machen, sondern lediglich auf deren Stand zum Zeitpunkt der Erstveröffentlichung verweisen.

Die hier vorgestellten Informationen und Heilmethoden sind nach bestem Wissen und Gewissen geprüft, dennoch übernehmen die Autoren und der Verlag keinerlei Haftung für Schäden irgendeiner Art, die sich direkt oder indirekt aus dem Gebrauch dieser Informationen oder Heilmethoden ergeben.

Dieses Buch ist auch als E-Book erhältlich.

MIX
Papier aus verantwortungsvollen Quellen
FSC® C021956

Verlagsgruppe Random House FSC® N001967

1. Auflage

Originalausgabe Februar 2018

Umschlaggestaltung: UNO Werbeagentur GmbH, München
Umschlagmotiv: © FinePic®, München
Lektorat: Ralf Lay, Mönchengladbach
Foodfotos: Andreas Hantschke
Foodstyling: Rudolf Vornehm
Apfel: FinePic®, München
Bildredaktion: Bele Engels, Anka Hartenstein
fm · Herstellung: cb
Satz: Satzwerk Huber, Germering
Druck und Bindung: GGP Media GmbH, Pößneck
Druck: Litotipografia Alcione srt., Trento
Printed in Italy
ISBN 978-3-442-22219-3

www.goldmann-verlag.de

Inhalt

Vorwort: Kochen macht kreativ

Liebe Leser, ich bin russischer spiritueller Therapeut, Schamane sowie ein Freund der Natur und des Kochens. Ursprünglich komme ich aus dem medizinischen Bereich, doch die Energiearbeit hat mich seit jeher mehr fasziniert als alles andere auf der Welt. Um hinreichend »stoffliche« wie auch »feinstoffliche« Energie zu gewinnen, ihren freien Fluss zu gewährleisten und mehr im Leben zu erreichen, sollte jeder Mensch gleichermaßen auf seinen Geist, seine Seele und seinen Körper achten. Und was macht alle drei froh? Vor allem natürlich ein ausgewogenes und schmackhaftes Essen.

Im Universum kommt die stärkste Energie von den Sternen. Auch Speisen sind eine Art »Sterne«, welche uns Energie spenden. Menschen, die kochen und in diesen Energieaustausch eintreten, strahlen ihrerseits mehr Kraft und Charisma aus.

Alles in unserer Welt kommuniziert auf solche Weise miteinander. Pilze zum Beispiel stehen physisch und feinenergetisch über ihre Wurzeln in ständigem Kontakt mit Bäumen und Kräutern – ja mit der gesamten Natur. Das ist mittlerweile auch wissenschaftlich bewiesen. Unsere Verdauungsorgane korrespondieren mit unserem Umfeld, aber auch mit Speisen, und sie interagieren wiederum mit unseren feinstofflichen Energiezentren, den sogenannten Chakren, und mit unserer Aura. Schamanen nennen diesen energetischen

Austausch »Matrixkommunikation«. Sie ist der wesentliche Baustein allen Lebens auf der Erde.

Die Kräutermänner und -frauen sowie Hexen und Magier Russlands nannte man »Provetucha«, und die Lehre dieser Männer und Frauen wurde als »Vetucha-Heilung« bezeichnet, die noch heute bis ins tiefste Sibirien hinein lebendig geblieben ist. In Russland und in den Republiken der ehemaligen Sowjetunion wird der Ernährung traditionell eine besondere spirituelle Bedeutung beigemessen. Jede Speise soll Kraft und Gesundheit spenden und darf dem Körper keinesfalls Energie rauben. Zudem haben alle Speisen nach schamanischer Vorstellung eine Energie, die mit unserer Seele kommuniziert. So geben ihr zum Beispiel Karotten »Power«, und die Zwiebeln gleichen sie aus. Das Kochen ist daher eine kreative und spirituelle Beschäftigung in einem, eine Art Meditation. Für mich ist das gute Kochen ein harmoniebringendes »Medium«, das außerdem fit, munter und schön macht.

Ich liebe gesunde, nahrhafte Kost! Man muss allerdings nicht immer auf etwas verzichten, um sich gesund zu ernähren. Alles braucht nur eine goldene Mitte. Wenn man es nicht gleich übertreibt, sind zuweilen auch Zutaten oder Lebens*mitte*l »erlaubt«, die nach den gegenwärtig vorherrschenden Auffassungen nicht gerade zu den Favoriten gesundheitsbewusster Ernährungsspezialisten zählen. Da ein schmackhaftes Essen glücklich macht, was sich wiederum positiv auf den Organismus auswirkt, und es beim Kochen im Besonderen ja auch um Spiritualität geht, hält ein wohlschmeckendes Mahl »Leib und Seele zusammen« und kann sogar heilen.

Ich bin in Usbekistan geboren. Dort verbrachte ich meine Jugend. Ich lebte später in Russland, danach in Deutschland und nun seit über zwölf Jahren in der Schweiz. Das Thema »Kochen« hat mich schon von klein auf begleitet: Mein Vater war nämlich Koch von Beruf. Meine Mutter kocht ebenfalls sehr gern. Und meine Großmutter und spirituelle Lehrerin Baba Walja bereitete ihre Köstlichkeiten für die ganze Familie. Ich konnte einiges von ihnen lernen. Ich probierte die Speisen und kochte schon als Kind Gerichte nach.

Auch heute stehe ich beinah jeden Tag in der Küche. Und obwohl ich gern Neues ausprobiere und Einflüsse aus meiner neuen Heimat in die Gerichte integriere, greife ich doch meist auf die altbewährten Rezepte meiner Familie zurück. In diesem Buch habe ich meine Lieblingsgerichte für Sie zusammengestellt (siehe die Rezepturen in Teil 2). Bei jedem Rezept wird auf eine ausgewogene energetische Balance durch das Zusammensetzen der Lebensmittel nach dem Planetencode und den Elementen der Natur geachtet. Alle Rezepte sind leicht nachzukochen und stellen wahre Energiespender dar. Einige Speisen werden bestimmt zu Ihren Lieblingsgerichten.

Vegetarier und Veganer finden hier ebenfalls wertvolle Anregungen. Das Buch ist schließlich für alle Menschen geschrieben – jeder muss selbst auf seinen Körper achten und entscheiden, was er isst und was nicht. Lassen Sie sich von der gesunden Küche inspirieren, und probieren Sie die Rezepte einfach aus. So kann das Kochen sicher auch zu Ihrer Leidenschaft werden.

Viel Freude beim Lesen, Kochen und Genießen!
Ihr Vadim Tschenze

Teil 1

Grundlagen der heilenergetischen Ernährung

Ernährung und Energie

Die europäische Küchenphilosophie basiert auf der Nährstoffzufuhr für die praktische Umsetzung einer vollwertigen Ernährung. Es geht dabei um die ausreichende Versorgung mit grobstofflicher Energie und Nährstoffen. Eingeschlossen sind dabei Wasser, Ballaststoffe und Alkohol.

Schamanen sprechen wiederum von dem *Geist* der Speisen. Nach ihrer Meinung ist das gesunde Essen lebendig. Es bringt dem Körper, dem Geist und der Seele neue Kräfte. Nach schamanischer Vorstellung ist alles in der Welt lebendig, neben Menschen, Tieren und Pflanzen sogar Steine. Zudem sagen sie, dass jede Speise eine Art Antenne darstellt, die sublime Energie aus dem Kosmos anzieht. Sie bezeichnen ihre Speisen daher als »Energiequellen« oder »nährende Säfte«. Weiterhin befassen sie sich mit den »Elementen« der Natur, die sich in einer Speise zusammenfinden müssen, und unterscheiden ebenso wie die Chinesen zwischen energiegebenden und -nehmenden Nahrungsmitteln.

Im Grunde genommen ist mit all diesen Begriffen der Äther beziehungsweise die Frequenz, sprich die feinstoffliche Energie, der Speisen gemeint, und somit sagen alle diese Bezeichnungen dasselbe aus: Das gesunde Essen muss den Menschen viel sublime Energie spenden.

Doch nicht nur das Essen selbst versorgt uns mit dieser Energie. Alle Lebensmittel transformieren auch die feinstoffliche Energie der Himmelskörper, die wir in unserem Alltag brauchen. Sie ziehen sie aus dem Universum an und leiten sie an uns weiter. Jede dieser Energien bewirkt verschiedene Vorgänge in unserem Körper und in unserer Seele.

Vitamine und Mineralien

Ich beginne das Kapitel mit dem Thema »Vitamine und Mineralien«, denn beide Nährstoffgruppen sind grundlegend, wenn es um den Energiehaushalt unseres Körpers geht. Die Vitamine sollten auf Ihrem Tisch nicht fehlen. Ich habe darüber hinaus in Klammern die Planetenzuordnung zu den Lebensmitteln hinzugefügt, in denen diese Vitamine zu finden sind. (Der Einfachheit halber fallen auch Sonne und Mond unter diesen Oberbegriff, obwohl sie natürlich keine Planeten im definierten Sinne sind.) So können Sie nicht nur die Aufgaben der Vitamine, sondern auch der dazugehörenden Impulse von den Himmelskörpern nachvollziehen (siehe die Tabelle). Sie ergänzen die Eigenschaften der Vitamine aus energetischer Perspektive. Auf dieses Thema werde ich dann im Kapitel »Der Planetencode und die Lebensmittel« noch näher eingehen.

Die Impulse der Himmelskörper und ihre Zuordnung

- Der *Sonnen-Impuls* ist der Zahl 1 zugeordnet. Er steht für die Heilung.
- Der *Mond-Impuls* ist der Zahl 2 zugeordnet. Er steht für den weiblichen Teil der Psyche und Intuition.
- Der *Mars-Impuls* wird der Zahl 3 zugeordnet. Er steht für Kraft und den männlichen Anteil der Psyche.
- Der *Merkur-Impuls* wird der Zahl 4 zugeordnet. Er steht für Durchblick und Ideen.
- Der *Jupiter-Impuls* wird der Zahl 5 zugeordnet. Er steht für Glück und Segen.
- Der *Venus-Impuls* wird der Zahl 6 zugeordnet. Er steht für die Herzensebene und das Herz-Chakra (mehr zu den Chakren finden Sie in den Kapiteln »Das ›Energiekostüm‹ des Menschen« und »Die sieben Hauptchakren und die Energie der Speisen«). Er repräsentiert Liebe und Geld.
- Der *Saturn-Impuls* wird der Zahl 7 zugeordnet. Er steht für Stabilität und Sicherheit.
- Der *Uranus-Impuls* wird der Zahl 8 zugeordnet. Er steht für die Basis, den Ursprung und die eigene Energie.
- Der *Neptun-Impul*s wird der Zahl 9 zugeordnet. Er steht für Austausch und Kommunikation.
- Der *Pluto-Impuls* wird der Zahl 0 zugeordnet. Er steht für unseren Geist.

Die wichtigsten Vitamine

Der Tagesbedarf von Vitaminen, Mineralstoffen & Co.

Der jeweils angegebene Tagesbedarf der einzelnen Stoffe muss nicht exakt täglich zugeführt werden, um ein gesundes und glückliches Leben zu führen. Es genügt völlig, im Lauf der Woche einen Durchschnitt der angegebenen Werte zu erreichen. Außerdem ist der Bedarf je nach Geschlecht, Alter, gesundheitlicher Verfassung und so weiter unterschiedlich. Betrachten Sie die Referenzwerte also nur als Orientierungshilfe, und achten Sie darauf, einen Mangel ebenso wie eine Überdosierung zu vermeiden.

Die beste Wirkung entfalten alle Vitamine und Mineralstoffe, wenn sie über gesunde Lebensmittel im natürlichen Verbund mit ihren jeweils passenden Makro- (Fett, Eiweiß und Kohlehydrate) und Mikronährstoffen (Vitamine und Mineralien) genossen werden. So entsteht ein energetisch-ganzheitlicher Synergieeffekt, bei dem der Gesamtnutzen die Summe der einzelnen Bestandteile bei Weitem übersteigt.

Provitamin A ist bedeutsam für die Augen, Blut, Finger- und Fußnägel, Haare, Haut, Knochen, Körperzellen, Sexualität und Fortpflanzung, Schleimhäute und Zähne. Die empfohlene Tagesdosis von diesem Vitamin liegt bei 0,8 bis 1,0 Milligramm. Es gibt zwei A-Vitamine: Retinol und Karotin.

Retinol finden Sie in Butter (7 Saturn = Stabilität) oder Tierleber (8 Uranus = Basis). Es stabilisiert die Körperzellen und erschafft eine gewisse Basis für die Erhaltung der Fortpflanzung. Hier passen die zugeordneten Planetenimpulse wie der Schlüssel ins Schloss.

Karotin finden Sie in Zwiebeln (3 Mars = Kraft), Petersilie (4 Merkur = Durchblick und 2 Mond = weiblicher Teil der Psyche), Spinat (1 Sonne = Heilung), Karotten (4 Merkur = Durchblick) und Tomaten (8 Uranus = Basis). Die dem Vitamin zugeordneten Planetenimpulse kräftigen die Augen, lassen uns »durchblicken« und wirken heilend auf die Psyche.

Vitamin B_1, auch »Thiamin« genannt, ist wichtig für den Appetit, geistige Frische und die Herzfunktionen, den Kohlenhydratstoffwechsel, die Magensäure, Nerven- und Zellenergie, Verdauung und Wundheilung.

Vitamin B_1 finden Sie in Hefe (0 Pluto = Geist), Brot (7 Saturn = Stabilität), Reis (8 Uranus = Basis), Soja (9 Neptun = Austausch), Eigelb (2 Mond = weiblicher Teil der Psyche) und in den verschiedenen Nüssen (0 Pluto = Geist). Die empfohlene Tagesdosis liegt bei etwa 1,3 bis 1,5 Milligramm. Die zugeordneten Planetenimpulse verschaffen geistige Stabilität sowie einen funktionierenden Stoffwechsel und wirken gegebenenfalls auch positiv auf die Psyche.

Vitamin B_2, auch »Riboflavin« oder »Lactoflavin« genannt, dient den Augen, der Eiweißverwertung, dem Fettstoffwechsel, den Fingernägeln, den Haaren, der Haut und dem Kohlenhydratstoffwechsel, der Sehschärfe, der Zellatmung und -energie sowie der Vermehrung der Erythrozyten (roten Blutkörperchen).

Sie finden es in Hefe (0 Pluto = Geist), Fleischprodukten (3 Mars = Kraft), Käse (0 Pluto = Geist), Beeren (3 Mars = Kraft) und Mandeln (0 Pluto = Geist). Die empfohlene Tagesdosis liegt bei 1,5 bis 1,7 Milligramm. Die zugeordneten Planetenimpulse stärken, wie Sie sehen, vor allem die geistige Kraft.

Vitamin B_3, das auch »Nicotinamid« genannt wird, ist wichtig für das Bindegewebe, die Cholesterinkontrolle, die Herztätigkeit, den Hirnstoffwechsel, den Kreislauf, für die Magen- und Darmtätigkeit, die Produktion von Magensäuren, den Schlaf, die Stimmungslage, den Stoffwechsel von Kohlenhydraten, Fett und Eiweiß, für die Haut, die Venen, die Nerven, für Zellatmung und -energie.

Zu finden ist Vitamin B_3 in Hefe (0 Pluto = Geist), Kartoffeln (1 Sonne = Heilung) und Geflügelfleisch (3 Mars = Kraft). Die empfohlene Tagesdosis liegt bei 2 bis 17 Milligramm. Die zugeordneten Planetenimpulse bringen geistige Heilung und Lebenskraft.

Vitamin B_4 wurde früher die vom menschlichen Organismus synthetisierbare vitaminähnliche Substanz Cholin genannt.

Sie finden es in Fleisch (3 Mars = Kraft), Getreide (7 Saturn = Stabilität) und Eiern (2 Mond = weiblicher Teil der Psyche). Die empfohlene Tagesdosis liegt bei etwa 350 Milligramm. Die zugeordneten Planetenimpulse geben Ihrer Psyche Kraft und Stabilität. Sie regeln sozusagen das, was einem am Herzen liegt.

Vitamin B_5, auch »Pantothensäure« genannt, sorgt für die bessere Durchblutung und Nervenkraft der Gliedmaßen, die Energieproduktion, den Fettabbau, die Fettverwertung, für Fülle und Farbe im Haar, geistige Frische, Konzentrationsfähigkeit, Vitalität, Hormonbildung und für die Vorbeugung gegen Entzündungen.

Sie finden es in Tierleber und -niere (8 Uranus = Basis), Milch (2 Mond = weiblicher Teil der Psyche) und Fisch (5 Jupiter = Glück). Die empfohlene Tagesdosis liegt bei 6 Milligramm. Die zugeordneten Planetenimpulse stabilisieren Nerven und Psyche und bringen Glück und Fülle.

Vitamin B_6, auch »Pyridoxin« genannt, ist wichtig für den Blutzuckerspiegel, die Eiweißverwertung, den Fett- und Kohlenhydratstoffwechsel, den Haarwuchs, die Herzleistung, den Kreislauf, die

Magensäure, die Muskeltätigkeit, die Nervenarbeit und die Produktion von roten Blutkörperchen.

Zu finden ist es in Weißkohl (2 Mond = weiblicher Teil der Psyche), Gemüse (verschiedene Planetenimpulse) und Hefe (0 Pluto = Geist). Die empfohlene Tagesdosis liegt bei 1,6 bis 1,8 Milligramm. Die zugeordneten Planetenimpulse bringen geistige Klarheit und viel Energie. Wer klarsieht, kann das Leben genießen und dessen »Süße« erkennen.

Vitamin B_7, das auch »Vitamin H« oder »Biotin« heißt, wirkt positiv auf den Blutzuckerspiegel, die Energiezufuhr für Gehirn und Nervenzellen, den Fettstoffwechsel, die Fingernägel, Haut und Haar (eine schöne, glatte und seidige Haut), den Kohlenhydratstoffwechsel sowie die Muskelzellen.

Sie finden es in Nieren (8 Uranus = Basis), Eigelb (2 Mond = weiblicher Teil der Psyche) und Schweineleber (8 Uranus = Basis). Die empfohlene Tagesdosis liegt bei 20 bis 30 Mikrogramm. Die zugeordneten Planetenimpulse liefern eine echte Basis. Sie versorgen Gehirn und Nerven mit wichtigen Energien.

Vitamin B_8, das sogenannte »Inositol«, gehört ebenso in die Familie des B-Komplexes. Manche Wissenschaftler sagen jedoch, dass es kein echtes Vitamin ist. Es dient als Komponente gesunder Neurotransmitter und fördert dadurch die Gesundheit des Nervensystems. Inositol wurde in der Therapie verschiedener psychischer Erkrankungen erforscht. Besonders wichtig ist dieser Stoff im Einsatz bei Depressionen.

Er kommt in nahezu allen Pflanzen vor, besonders im Weizen (7 Saturn = Stabilität) und in Pflaumen (4 Merkur = Durchblick). Inositol ist darüber hinaus eine ausgesprochene Gehirnnahrung und unterstützt die Leberfunktion. Die empfohlene Tagesdosis liegt bei 500 Milligramm. Die zugeordneten Planetenimpulse stabilisieren die Psyche und lassen uns die Dinge durchschauen.

Vitamin B_9, wie Vitamin B_{11} auch »Folsäure« genannt, ist wichtig für das Wachstum und die Durchblutung. Besonders im Kindesalter darf dieses Vitamin nicht fehlen. Es unterstützt zudem Kapillaren und Venen.

Zu finden ist es in Tomaten (8 Uranus = Basis) und weiteren Gemüsesorten (verschiedene Planetenimpulse). Die empfohlene Tagesdosis liegt bei 60 bis 600 Mikrogramm. Die zugeordneten Planetenimpulse unterstützen unsere Basis. Also alles, was uns schon kurz nach der Geburt gegeben wurde, wird aktiviert. Die Basis ist der Anfang des Wachstums.

Vitamin B_{10} ist ebenso als »p-Aminobenzoesäure (PABA)« bekannt. Es handelt sich um eine organische Carbonsäure, die auch ein Baustein von Folsäure ist. Eigentlich gehört sie ebenfalls nicht zur Gruppe der Vitamine. Der Stoff ist für Bakterien wichtig, die für die Produktion der Folsäure verantwortlich sind.

Vitamin B_{10} findet sich hauptsächlich in den Zellen der Haut. Es spielt eine Rolle bei der Pigmentbildung. Zu finden ist das Vitamin in Hefe (0 Pluto = Geist), Vollkornbrot (7 Saturn = Stabilität) und Hühnerleber (8 Uranus = Basis). Die empfohlene Tagesration an Vitamin B_{10} beträgt 150 Mikrogramm. Die zugeordneten Planetenimpulse stabilisieren unsere Basis (das Leben) und unseren Geist. Sie schützen uns vor Fremdenergien, die von außen in den Körper gelangen können.

Vitamin B_{11}, wie Vitamin B_9 auch als »Folsäure« bezeichnet, ist bedeutsam für die Beteiligung am Eiweißstoffwechsel und den Aufbau der roten Blutkörperchen. Es spielt eine Rolle bei Appetit, Blutbildung und Gehirntätigkeit und ist verantwortlich für kräftiges Haar, die Leberfunktion, die Magensäure, die Magen-Darm-Tätigkeit sowie für Nervenstärke und Wachstum.

Zu finden ist Vitamin B_{11} in Hefe (0 Pluto = Geist), Weizenkeimen (7 Saturn = Stabilität), Linsen (1 Sonne = Heilung), Petersilie

(4 Merkur = Durchblick und 2 Mond = weiblicher Teil der Psyche/ Intuition), Geflügel (3 Mars = Kraft) und Eigelb (2 Mond = weiblicher Teil der Psyche). Die Aufnahme von 300 Mikrogramm gilt als empfohlene Tagesdosis. Die zugeordneten Planetenimpulse unterstützen das Gehirn und stabilisieren Geist und Intuition. Sie stärken zudem unsere Aura.

Vitamin B_{12}, auch »Cobalamin« genannt, sorgt für den Bau roter Blutkörperchen, den Eisen- und Energiestoffwechsel, die Fettverwertung, das Gehirn und das Nervensystem, für den Knochenbau, für Lebensfreude und Optimismus, für die Muskelarbeit, für positive Reaktionen auf Stress, die Stimmungslage, das Wachstum und die Durchblutung.

Es ist in Eiern (2 Mond = weiblicher Teil der Psyche), Fisch (5 Jupiter = Glück), Fleisch (3 Mars = Kraft), Tierinnereien (8 Uranus = Basis) und in Roter Bete (4 Merkur = Durchblick) zu finden. Die empfohlene Tagesdosis liegt bei 3 Mikrogramm. Die zugeordneten Planetenimpulse stabilisieren die Psyche, lassen uns durchblicken und machen uns glücklicher.

Vitamin B_{13} ist eine andere Bezeichnung für »Orotsäure«. Es unterstützt das Herz, die Leberfunktionen und das Gedächtnis. Sie finden diesen Stoff in Milchprodukten (2 Mond = weiblicher Teil der Psyche) und Hefe (0 Pluto = Geist).

Besonders viel Orotsäure findet man in der Molke und in Schaf- und Ziegenmilch (2 Mond = weiblicher Teil der Psyche). Vielleicht ist das der Grund für das hohe Alter von Menschen im Kaukasus, die diese Lebensmittel täglich zu sich nehmen. Eine im Jahr 2009 im *International Journal of Cardiology* veröffentlichte Studie der Moskauer Akademie für medizinische Wissenschaften bestätigte, dass Magnesium-Orotat bei Herz-Kreislauf-Patienten sogar im schlimmsten Stadium der Herzinsuffizienz (Herzschwäche) hilft. Nach einem

Jahr besserten sich bei über 38 Prozent der mit Magnesium-Orotat behandelten Herzkranken die klinischen Beschwerden deutlich. Bei der Placebo-Gruppe gab es dagegen nur eine Verschlechterung des Wohlbefindens.

Die empfohlene Tagesdosis liegt bei circa 300 Milligramm. Die zugeordneten Planetenimpulse unterstützen den Geist und die Psyche. Dies bewirkt ein Erreichen beziehungsweise Beibehalten der goldenen Mitte und sorgt in den verschiedensten Situationen für Ausgleich.

Beim **Vitamin B_{14}** handelt es sich um einen Mix aus den Vitaminen B_{10} und B_{11}. Sie dienen als Ausgangsstoff für die Synthese von Folsäure und dem Sonnenschutz.

Vitamin B_{15}, auch »Pangamsäure« genannt, unterstützt Magen und Leber. Sie finden es in Obst (beinah alle Planetenimpulse), Reis (8 Uranus = Basis), Samen, Bier und Kartoffeln (1 Sonne = Heilung), vor allem im Kartoffelsaft (4 Merkur = Durchblick). Die empfohlene Tagesdosis liegt bei 2 Milligramm. Die zugeordneten Planetenimpulse heilen also die Basis (Ihre eigene Energie).

Vitamin B_{16} wird dem Vitamin B_6 zugeordnet. Man bezeichnet es auch als »Pyridoxin«. Dieses Vitamin ist für Zellprozesse im Körper und das Immunsystem sehr wichtig.

Vitamin C, auch »Ascorbinsäure« genannt, ist wichtig für das Bindegewebe, die Blutgefäße, den Calciumstoffwechsel, für feste und glatte Haut, die Fettverwertung, gesunde Nerven, die Immunfunktionen, für Kollagen, die Konzentrationsfähigkeit, für kräftiges Haar, eine positive Stimmungslage, den Magen, die Haut, den Schlaf und die Sehstärke.

Zu finden ist es in Petersilie (4 Merkur = Durchblick und 2 Mond = weiblicher Teil der Psyche), Zitronen und Orangen (1 Sonne = Heilung), Hagebutten (3 Mars = Kraft), Lauch (3 Mars = Kraft),

Stachelbeeren (3 Mars = Kraft), Mango (1 Sonne = Heilung) und Salat (2 Mond = weiblicher Teil der Psyche). Die empfohlene Tagesdosis liegt bei 100 Milligramm. Die zugeordneten Planetenimpulse stärken das komplette Energiekostüm.

Vitamin D ist bedeutsam für den Calciumstoffwechsel, die Entgiftung des Körpers von Blei, gute Nerven, die Hormonbildung, das Immunsystem, den Knochenbau, ein kräftiges Herz, kräftige Zähne und den Kreislauf.

Am meisten enthalten ist Vitamin D in Aal und Thunfisch (5 Jupiter = Glück), Hühnereiern (2 Mond = weiblicher Teil der Psyche), Käse (0 Pluto = Geist), Champignons und Steinpilzen (7 Saturn = Stabilität), Avocados (5 Jupiter = Glück), Vollmilch (2 Mond = weiblicher Teil der Psyche), Honig (6 Venus = Herzebene), Meeresfischen (5 Jupiter = Glück), Butter (7 Saturn = Stabilität) und Kaviar (8 Uranus = Basis).

Vitamin D gehört zu den wichtigsten Vitaminen. Man nennt es auch »das Sonnenvitamin«. Forschungen zeigen, dass Vitamin D weitaus mehr kann, als nur den Calciumstoffwechsel zu regulieren. Die Psyche wird positiv beeinflusst, auch das Immunsystem wird gestärkt. Das Risiko für Herz-Kreislauf-Erkrankungen sinkt, und der Schutz vor Krebserkrankungen wird verbessert. Vitamin D wirkt im Organismus wie ein Zentralschalter. Der Körper bildet den Großteil des Vitamins unter dem Einfluss von UV-Strahlen selbst. Studien belegen, dass ein hoher Anteil des Vitamins im Blut das Risiko an Darm- und Brustkrebs um etwa 40 bis 50 Prozent verringert. Beim Immunsystem wirkt Vitamin D wie ein Treibstoff. Es aktiviert Killerzellen im Kampf gegen Eindringlinge.

Eine zu empfehlende Tagesdosis ist schwer zu ermitteln, da die Produktion zum großen Teil vom eigenen Körper bewerkstelligt wird, was wiederum von vielen Faktoren abhängig ist. Die zugeordneten Planetenimpulse stabilisieren die Psyche, machen glücklicher und erweitern das Herz-Chakra.

Vitamin E, auch »Tocopherol« genannt, unterstützt die gute Fließeigenschaft des Blutes. Es reguliert die Gerinnungsfähigkeit und schützt die Zellen vor freien Radikalen. Vitamin E stabilisiert die Potenz und die Abwehrkraft des Körpers.

Zu finden ist es in Ölen (verschiedene Planetenimpulse), Eigelb (2 Mond = weiblicher Teil der Psyche), Erbsen (1 Sonne = Heilung) und Soja (9 Neptun = Austausch). Die empfohlene Tagesdosis liegt bei 10 Milligramm. Die zugeordneten Planetenimpulse verstärken den energetischen Austausch zwischen Mensch und Natur.

Vitamin F ist ein Hautvitamin. Der neuere Name dafür ist »essenzielle Fettsäuren« wie Omega-3- und Omega-6-Fettsäuren.

Sie kommen fast in allen Ölen (verschiedene Planetenimpulse) und im Fisch (5 Jupiter = Glück) vor. Die empfohlene Tagesdosis liegt bei 4 Milligramm. Die zugeordneten Planetenimpulse unterstützen uns auf allen Ebenen des Daseins. Sie machen uns glücklich und zufrieden.

Vitamin K ist wichtig für die Blutgerinnung, die Herztätigkeit, gesunde Zähne, die Knochenbildung, die Leberfunktion, die Speicherung von Kohlenhydraten, die Vitalität und die Wundheilung. Es unterstützt die Gefäße, die Venen und das Blut.

Es kommt in Karotten (4 Merkur = Durchblick), Spinat und Mais (1 Sonne = Heilung) sowie Zedernnüssen (0 Pluto = Geist) vor. Die empfohlene Tagesdosis liegt bei 1 Milligramm. Die zugeordneten Planetenimpulse lockern den Geist und den Körper und entlasten das Herz-Chakra.

Coenzym Q10, strukturell verwandt mit Vitamin E und K, ist wichtig für die Stärkung des Herzmuskels, der Zellen und der Organe, die Fettverbrennung und ein längeres Leben. Das Coenzym Q10 spielt eine essenzielle Rolle in der mitochondrialen Energieproduktion. Mitochondrien sind die Energieproduzenten der Zelle. Q10 trägt dazu bei, den Körper in optimaler Kondition zu erhalten. Es wirkt dem frühzeitigen Altern und degenerativen Erkrankungen entgegen.

Q10 wird vom Körper selbst gebildet. Es kommt in geringen Mengen auch in all unserer Nahrung vor. Die höchsten Konzentrationen findet man in Sardinen (5 Jupiter = Glück), Soja (9 Neptun = Austausch), Geflügel und Rindfleisch (3 Mars = Kraft). Die empfohlene Tagesdosis, vor allem für Sportler und Personen in besonderen Stresssituationen, liegt bei circa 100 Milligramm. Die zugeordneten Planetenimpulse bringen unsere Energie in Fluss und geben uns mehr Kraft.

Die wichtigsten Mineralien

Magnesium ist ein Mineralstoff, der in fast allen Zellen des Körpers, im Skelett und in der Muskulatur enthalten ist. Magnesium aktiviert zahlreiche Enzyme des Energiestoffwechsels und ist für die Aufgaben des Nervensystems und der Muskeln unentbehrlich.

Gute Magnesiumquellen sind Vollkornprodukte (7 Saturn = Stabilität), Früchte und Gemüse (verschiedene Planetenimpulse) sowie Nüsse (0 Pluto = Geist). Essen Sie 100 Gramm Reis (8 Uranus = Basis), 150 Gramm Spinat oder 25 Gramm Kürbiskerne (1 Sonne = Heilung), decken Sie die Hälfte des täglichen Magnesiumbedarfs. Die empfohlene Tagesdosis liegt bei circa 350 Milligramm. Die zugeordneten Planetenimpulse heilen unsere Basis, sie bringen uns also wieder zu unserer ursprünglichen Kraft.

Selen ist wichtig für Nerven, Gehirn, Schilddrüse, Leber, Nieren, Lunge, Herz und Muskulatur. In den letzten Jahren hat Selen großes Interesse auf sich gezogen.

Es kommt vor allem in Fisch (5 Jupiter = Glück) vor. Im Körper ist Selen Bestandteil vieler lebenswichtiger Proteine. Selen zeigt entzündungshemmende Eigenschaften und schützt die Zellmembranen vor einer Schädigung durch freie Radikale. Es repariert unsere DNA. Selen ist in den meisten Nahrungsmitteln vorhanden, wobei Nüsse (0 Pluto = Geist), Fisch (5 Jupiter = Glück) und Meeresfrüchte (9 Neptun = Austausch), Innereien (8 Uranus = Basis) sowie Fleisch (3 Mars = Kraft) sehr gute Selenlieferanten sind. Getreide und Gemüse (verschiedene Planetenimpulse) enthalten ebenfalls Selen. Die empfohlene Tagesdosis liegt bei circa 60 Mikrogramm. Die zugeordneten Planetenimpulse verschaffen eine ganzheitlich heilende Wirkung.

Zink ist wichtig für die Haut. Ohne dieses Element funktioniert unser Stoffwechsel nicht. Außerdem ist Zink bedeutsam für die Haare und die Wundheilung.

Zink kommt in Käse (0 Pluto = Geist), Austern (9 Neptun = Austausch), Leber (8 Uranus = Basis), Rindfleisch (3 Mars = Kraft), Sesam (7 Saturn), Hafer (5 Jupiter = Glück), Weizen (7 Saturn = Stabilität) und Erbsen (1 Sonne = Heilung) vor. Der tägliche Zinkbedarf liegt zwischen 7 und 10 Milligramm. Die zugeordneten Planetenimpulse machen uns glücklich und fit. Sie stabilisieren unsere Basis, die Psyche und die Haut.

Es gibt bekanntlich noch wesentlich mehr Mineralstoffe, die uns täglich unterstützen. Sie sind die Bausteine des Lebens und unverzichtbar für unseren Körper. Dazu gehören Calcium, Chlorid, Chrom, Eisen, Fluorid, Jod, Kalium, Kupfer, Mangan, Molybdän, Natrium und Phosphor.

Sekundäre Pflanzenstoffe

Nicht zu den essenziellen Nährstoffen gehören nach heutigem Wissen die sekundären Pflanzenstoffe, sie üben aber einen Einfluss auf viele Stoffwechselprozesse aus. Sie schützen wahrscheinlich vor verschiedenen Krebsarten, erweitern die Blutgefäße und senken den Blutdruck. Darüber hinaus wirken sie neurologisch, entzündungshemmend und antibakteriell.

Empfehlungen für die Zufuhr einzelner sekundärer Pflanzenstoffe können nicht gegeben werden. Für die Wirkung ist wohl die Verbindung diverser Pflanzenstoffe innerhalb eines Lebensmittels notwendig – was ja auch für Vitamine und Mineralien die bessere Option ist. Um eine gute Versorgung mit sekundären Pflanzenstoffen sicherzustellen, empfiehlt die Deutsche Gesellschaft für Ernährung deshalb einen bevorzugten Verzehr von Vollkornprodukten sowie Obst und Gemüse inklusive Hülsenfrüchten und Nüssen, nach unserem Verständnis natürlich aus kontrolliert biologischem Anbau.

Die Wirkung der Vitamine, Mineralien und weiterer Stoffe

Wenn einzelne Vitamine oder Mineralstoffe über einen längeren Zeitraum nicht in ausreichender Menge zugeführt werden, entstehen Mangelerscheinungen und schließlich Krankheiten. Deshalb ist eine ausgewogene und gesunde Ernährung, die uns regelmäßig mit allen Nährstoffen versorgt, so wichtig.

Im Folgenden habe ich eine Art »Spickzettel« für unseren Bedarf zusammengestellt. Darin finden Sie die wichtigsten Produkte und

Stoffe, die unser Körper regelmäßig für die Erfüllung bestimmter Funktionen braucht:

- *Abwehrkräfte:* Vitamine A, B, C und D, Lecithin, Coenzym Q10 und Selen. Essen Sie Karotten (4 Merkur), Tomaten (8 Uranus), Paprika (1 Sonne), Brokkoli (4 Merkur), Petersilie (4 Merkur und 2 Mond), Orangen (1 Sonne), Heidelbeeren, Hagebutten, Holunderbeeren, Zwiebeln (3 Mars), Sauerkraut (2 Mond) und Rote Bete (4 Merkur).
- *Augen:* Provitamin A, Vitamin B_5 und Vitamin C. Essen Sie Karotten (4 Merkur), Petersilie (4 Merkur und 2 Mond), Basilikum (3 Mars und 2 Mond) und Salate (2 Mond).
- *Dünndarm:* Vitamin D. Essen Sie Karotten, Rote Bete, Sellerie (4 Merkur), Gurken (2 Mond), Zwiebeln (3 Mars), Paprika (1 Sonne), Sauerkraut (2 Mond) und Brokkoli (4 Merkur).
- *Gehirn:* Lecithin, B-Vitamine, Folsäure und Selen. Essen Sie Sellerie (4 Merkur), Fleisch (3 Mars) und Brokkoli (4 Merkur). Auch Hopfen (0 Pluto) enthält diese wichtigen Stoffe.
- *Haut, Haare und Fingernägel:* Biotin, Vitamine B, C, D und E, Folsäure, Pantothensäure. Essen Sie Karotten (4 Merkur), Gurken (2 Mond), Brokkoli (4 Merkur), Zitronen und Orangen (1 Sonne), und verwenden Sie in Ihren Speisen Bierhefe (0 Pluto). Trinken Sie zudem Stutenmilch (2 Mond).
- *Herz, Blut, Venen und Arterien:* L-Carnitin, Coenzym Q10, Folsäure, Magnesium, Selen, Vitamine A, B, D und E. Essen Sie Zwiebeln, Hagebutten (3 Mars), Brokkoli, Karotten, Rote Bete (4 Merkur), Johannisbeeren sowie Heidelbeeren (3 Mars) und Petersilie (4 Merkur und 2 Mond).
- *Knochen:* Magnesium, Vitamine A, B_{12} und D. Essen Sie Karotten (4 Merkur), Kartoffeln (1 Sonne), Äpfel (6 Venus), Petersi-

lie (4 Merkur und 2 Mond), Vollkornprodukte (7 Saturn), Hülsenfrüchte (5 Jupiter) und Nüsse (0 Pluto).

- *Leber:* Folsäure und Selen. Essen Sie Artischocken (2 Mond), Löwenzahn (1 Sonne), Sellerie, Brokkoli (4 Merkur) und Gurken (2 Mond).
- *Lunge:* Selen. Essen Sie Nüsse (0 Pluto), Fisch (5 Jupiter) und Meeresfrüchte (9 Neptun), Innereien (8 Uranus) sowie Fleisch (3 Mars). Trinken Sie Johannis-, Holunder- und Heidelbeersaft (3 Mars).
- *Magen:* Folsäure, Vitamine B_3 und B_6. Essen Sie Petersilie (4 Merkur und 2 Mond). Trinken Sie Melissen-, Hopfen- oder Kamillentee (verschiedene Planetenimpulse).
- *Nieren:* Selen. Essen Sie Petersilie (4 Merkur und 2 Mond), und trinken Sie Brennnessel- und Löwenzahntee (verschiedene Planetenimpulse).
- *Zähne:* Magnesium, Vitamine C, D und K. Essen Sie Thunfisch (5 Jupiter), Hühnerei (2 Mond), Käse (0 Pluto), Champignons und Steinpilze (7 Saturn), Avocados (5 Jupiter) und Honig (6 Venus).

All diese Informationen in die Praxis umzusetzen ist leichter, als es auf den ersten Blick scheint. Sie können die Vitamine und Mineralien bedarfsgerecht in Ihre alltägliche Ernährung integrieren. Im weiteren Verlauf des Buchs erfahren Sie anhand von Beispielen, wie einzelne Speisen energetisch wirken. Darüber hinaus finden Sie zahlreiche Rezepturen dazu.

Kommen wir nun also erst einmal zu einem anderen Aspekt heilenergetischer Ernährung, der sich mehr von der Anschauung her erschließt …

Signaturen

Sicher ist Ihnen schon einmal aufgefallen, dass einige Pflanzen und Tiere oder deren Teile fast genauso aussehen wie unsere Organe und Körperteile oder dass sie ihnen doch zumindest sehr ähneln. Schamanen schlossen seit jeher daraus, dass diese Kennzeichen der Natur auf innere Zusammenhänge mit der menschlichen Anatomie hinweisen, und bereits im Altertum wendete man dadurch inspiriert die sogenannte Signaturenlehre an (vom lateinischen *signare* für »bezeichnen, kennzeichnen«), die im späten Mittelalter weit verbreitet war. Diese Lehre beruht auf einem kosmischen Denken in Entsprechungen, etwa auf der Mikrokosmos-Makrokosmos-Lehre oder der universalen Sympathie (nach dem griechischen *sympáthein* für »mitleiden«). Die Sympathielehre ist ein energetisch-»magisches« Prinzip, nach dem Dinge auf unterschiedlichen Ebenen durch Sympathie miteinander verbunden sind und sich auf diese Weise beeinflussen. Das soll sogar nichtlokal geschehen, was heißt, dass sie wohl auch eine Fernwirkung haben.

Und tatsächlich weisen die Analogien auf die Wirksamkeit der Naturprodukte bei bestimmten körperlichen Leiden oder zu deren Prophylaxe hin, wie man zunächst durch Erfahrung herausfand und in neuerer Zeit wissenschaftlich untermauern konnte:

- Betrachten Sie beispielsweise eine Walnuss. Sie sieht nicht nur aus wie ein Gehirn, sondern sie unterstützt mit ihren wertvollen Fettsäuren auch in besonderem Maße die Leistungsfähigkeit unserer grauen Zellen. Wegen des relativ hohen Kaloriengehalts sollte man neben der üblichen Kost aber nicht mehr als eine Handvoll täglich davon zu sich nehmen. Und natürlich kann man sich mit ihnen auch nicht klug essen …

- Eine Bohne sieht aus wie eine Niere und fördert demgemäß die Tätigkeit dieses Organs.
- Selleriestangen haben wiederum eine gewisse Ähnlichkeit mit einer Hand. Sie sind für die Gelenke ein wahrer Fundus an Elementen.
- Wenn Sie einen Pilz längs schneiden, zum Beispiel einen Champignon, sehen Sie die Ähnlichkeit mit einem Ohr. Pilze wirken denn auch positiv auf unser Hörvermögen.
- Eine Karottenscheibe sieht ähnlich aus wie eine Iris. Die Möhre ist durch ihre Vitamine eins der wichtigsten Gemüse für unsere Sehkraft.
- Nehmen Sie eine Ingwerknolle in die Hand. Sie sieht in gewisser Weise wie ein Magen aus. Ingwer ist für den Magen sehr gesund.
- Eine geschnittene Feige ähnelt dem Inneren eines Hodens. Ihr maßvoller Verzehr soll tatsächlich gut für die Erhaltung der Manneskraft sein.
- Die Avocado gleicht einem Bauch. Wenn Sie die Hälfte abschneiden, ähnelt sie einem Unterleib. Sie ist besonders für Frauen sehr gesund.

Ernährung nach energetisch-thermischen Gesichtspunkten

Wie gesagt basiert die schamanische Ernährungsweise ähnlich wie die der Traditionellen Chinesischen Medizin (TCM) auf dem Grundsatz, dass jede Speise bestimmte Energien liefert. Und je nachdem, ob unser Körper diese Energie braucht oder nicht, wirken sie gut oder weniger gut auf ihn. Es kommt also auf das optimale Zusammenspiel aus Bedarf und zugeführter Energie an. Die Einteilung der Speisen erfolgt nach ihrer thermischen Wirkung auf den Körper in

- kalte,
- erfrischende,
- neutrale,
- warme und
- heiße Lebensmittel.

Zu den *kalten* Nahrungsmitteln gehören beispielsweise Tomate (8 Uranus), Gurke (2 Mond), Banane (2 Mond), Ananas (9 Neptun), Kiwi (8 Uranus), Joghurt (2 Mond), Salz (7 Saturn), grüner und schwarzer Tee (0 Pluto) und Mineralwasser (5 Jupiter). Sie kühlen den Körper ab und schützen so vor übermäßiger Hitze. Daher sind sie im Sommer sehr beliebt. Diese Speisen bringen sehr viel weibliche Energie.

Zu den *erfrischenden* Lebensmitteln zählen die meisten Salatsorten (2 Mond), Putenfleisch (3 Mars), Sauerkraut (2 Mond), Champignons (7 Saturn), Spinat (1 Sonne), Spargel (4 Merkur), heimische Früchte (verschiedene Planetenimpulse), Pfefferminztee, Dinkel, Weizen (7 Saturn), Reis (8 Uranus) und Quark (2 Mond). Sie sind ein wahrer Quell für die Körpersäfte und das Blut. Auch sie sind in den warmen Tagen eine sehr gute Alternative. Diese Speisen bringen ebenfalls weibliche Energie.

Neutrale Lebensmittel sind Karotten (4 Merkur), Hülsenfrüchte (1 Sonne), alle Kohlsorten (2 Mond), Kartoffeln (1 Sonne), Nüsse (0 Pluto), Kalb- und Rindfleisch (3 Mars), Eier (2 Mond), Butter (7 Saturn), Milch (2 Mond) und Weintrauben (1 Sonne). Sie bauen die Lebensenergie (im Chinesischen Qi) auf und wirken ausgleichend auf alle Organe. Diese Nahrung ist im ganzen Jahr eine Wohltat für den Körper. Sie gleicht weibliche und männliche Energien im Organismus aus.

Zu den *warmen* Nahrungsmitteln werden fast alle getrockneten Kräuter (verschiedene Planetenimpulse) gezählt, ebenso die meisten Fischsorten (5 Jupiter), milde Gewürze (verschiedene Planetenimpulse), Hühnerfleisch, Zwiebeln, Marillen, Pfirsiche und Kirschen (3 Mars), Kaffee (0 Pluto), Kakao (8 Uranus), Buchweizen (4 Merkur), Hafer (5 Jupiter), Senf (3 Mars) und Mohn (0 Pluto). Sie führen dem Körper Wärme zu und steigern so die körperliche Aktivität. Sie sind für kalte Jahrestage wie Herbst und Winter zu empfehlen. Diese Speisen bringen männliche Energie.

Die *heißen* Nahrungsmittel umfassen scharfe Gewürze (verschiedene Planetenimpulse, vor allem 3 Mars), Fenchel (0 Pluto und 4 Merkur), Lammfleisch sowie gegrilltes Fleisch (3 Mars) und hochprozentigen Alkohol (0 Pluto). Sie schützen den Körper vor Kälte und bringen sehr viel männliche Energie. Am besten sind sie im Winter zu verzehren.

Mithilfe von unterschiedlichen Gartechniken, Zubereitungsarten und Zutaten kann die thermische Wirkung von Speisen verändert beziehungsweise den individuellen Anforderungen angepasst werden. Durch Grillen, scharfes Anbraten, Rösten, Backen, Kochen mit Zugabe von Alkohol werden Speisen »wärmer« gemacht (hier geht es um die Vermehrung der Mars-Energie). Durch die Verwendung erfrischender Zutaten wie Obst, Fruchtsäfte, Champignons, Algen und Sprossen werden Speisen etwas »kühler« gemacht. Daher können »warme« Lebensmittel nicht nur an kühleren Tagen, sondern auch im Sommer und die »kühlen« Speisen nicht nur im Sommer, sondern auch im Winter verzehrt werden.

Die Fünf Elemente

Im Schamanismus wie auch in der TCM-Ernährungslehre unterteilt man die energetische Qualität der Lebensmittel zusätzlich nach den sogenannten Fünf Elementen oder Fünf Wandlungsphasen. Das sind Gesetzmäßigkeiten, nach denen dynamische Prozesse (eben die Wandlungen) im Lebendigen ablaufen. Es geht also um das Werden, die Wandlung und das Vergehen. Aus den abstrahierten Eigenschaften der natürlichen Elemente *Holz*, *Feuer*, *Erde*, *Metall* und *Wasser* wird auf die Beziehungen zwischen Mensch und Natur geschlossen.

Sie sind genau in dieser Reihenfolge in einer energetischen Kettenreaktion wirksam, zum Beispiel wachsen Bäume *(das Element Holz)* und werden verbrannt *(Feuer)*, die Asche nährt die Erde *(Erde)*, und so entsteht der neue fruchtbare Boden, es bilden sich Salze *(Metall)*. Salze ziehen das Wasser an *(Wasser)*, das die Bäume *(Holz)* nährt, um diese wachsen zu lassen. Dies ist der Kreislauf der Natur. Er wird von Schamanen fast in gleicher Weise wie in der TCM verstanden. Dabei wird angenommen, dass jeder Prozess und jedes menschliche Leben die Stadien der Fünf Elemente unweigerlich durchläuft.

Das Muster wird auch beim Kochen verwendet. Jedem der Elemente wird ein bestimmter Geschmack und eine spezielle Wirkung zugeschrieben. Sehen Sie selbst:

- *Holz:* Das Holzelement ist der immer wiederkehrende Anfang des Naturkreises. Es symbolisiert den Frühling, die Geburt und die Kindheit. Schnelles Wachstum und Entwicklung sind seine Hauptmerkmale. Der bioklimatisch ungünstige Faktor ist der Wind.
  Holz steht für die Geschmacksrichtung sauer und erfrischende Energie. Die zugehörigen Organe sind Leber und Gallenblase.

Die Nahrungsmittel dieses Elements sind Getreide (Dinkel, Weizen), Sprossen, frische Kräuter, Salat, grünes Gemüse und säuerliches Obst. Diese Produkte steigern die Potenz und unterstützen die oben genannten Organe.

- *Feuer:* Das Feuerelement bedeutet Wärme und Licht. Es steht für die Zeit des Sommers, des Wachstums sowie des Eintritts in die Pubertät und des Erwachens der Sexualität. Bioklimatisch ungünstig ist Hitze.
  Die dazugehörigen Nahrungsmittel sind bitter im Geschmack. Sie trocknen und leiten die Energie im Körper nach unten. Das zugehörige Organ ist der Darm. Das heißt, sie helfen wesentlich beim Verdauungsprozess und wirken auf das Gewicht. Zu den Feuernahrungsmittel zählen Chicorée, Rucola (Rauke), Grapefruit, Getreide (Roggen, Hirse) und Bitterliköre. Diese Produkte steigern die Lust am Leben.
- *Erde:* Die Erde ist die Mitte von allem Lebendigen. Zwar wird sie im Zyklus dem Spätsommer zugeordnet, im Grunde genommen zieht sie sich aber durchs ganze Jahr hindurch, indem sie die Jahreszeiten ineinander überleitet. Für den Menschen in seinen Entwicklungsstadien bedeutet Erde die Lebensmitte, das Ernten und Genießen des Erreichten. Der bioklimatisch ungünstige Faktor ist Feuchtigkeit.
  Das Erdelement steht für die Geschmacksrichtung süß sowie für das Sättigende und macht somit den größten Teil der Nahrung aus. Zum Erdelement zählen die Organe Milz und Magen, deren Hauptaufgabe darin besteht, aus Nahrung Energie zu gewinnen und sie dem Körper zur Verfügung zu stellen. Die emotionalen und geistigen Aspekte der Erde sind innere Stabilität, Konzentration, Fürsorge für sich und andere, aber auch Grübeln und Sichsorgen. Zugeordnete Nahrungsmittel sind fast alle Getrei-

de-, Fleisch- und Gemüsesorten, Eier, Fette und Nüsse. Diese Produkte lassen Sie »powern«!

- *Metall:* Das Metallelement steht für die Zeit des Herbstes, der Ernte, aber auch des beginnenden Abschieds und der Trauer. Der bioklimatisch ungünstige Faktor ist die Trockenheit.
  Das Metallelement symbolisiert den scharfen Geschmack, der sowohl beim Eindringen von äußerer als auch bei innerer Kälte hilfreich ist. Die maßvolle Anwendung von scharfen Gewürzen oder Alkohol beim Kochen bringt die körpereigene Energie in Bewegung und baut Wärme im Körper auf. Die dem Metall zugehörigen Organe sind Lunge und Dickdarm. Zu den Metall-Nahrungsmitteln gehören Getränke wie Ingwertee und Glühwein, warme Gewürze sowie Kohlrabi, Rettich, Lauch und Zwiebeln. Diese Produkte stimulieren die Sexualorgane und stabilisieren uns.
- *Wasser:* Das Wasserelement symbolisiert den Winter, im Leben eines Menschen das Alter und damit Ruhe und Zurückgezogenheit, aber auch Weisheit sowie inneren Reichtum.
  Zugeordnet ist der salzige Geschmack. Daher haben alle Lebensmittel, die nach Meer riechen, wie Meeresalgen, Fisch und Meeresfrüchte, eine aufweichende Wirkung. Die zugeordneten Organe sind Niere und Blase. Diese sind besonders empfindlich gegen Kälte und müssen daher in der kalten Jahreszeit durch erwärmende Nahrung geschützt werden. Nahrungsmittel sind neben Meeresfrüchten auch Mineralwasser, Süßwasser, Fisch und Hülsenfrüchte. Diese Produkte helfen zu entspannen.

Wichtig für den Energiefluss im Körper ist, die Zutaten beim Kochen in der richtigen Reihenfolge beizumischen. Sie werden wie in der oben beschriebenen Anordnung der Elemente in den Kochtopf gegeben. So bekommen die Speisen mehr Energie. In jedem Gericht sollten drei bis vier Elemente vorkommen.

Das »Energiekostüm« des Menschen

Unsere Gesundheit wird maßgeblich vom Zustand unserer Aura (des feinstofflichen »Energieleibs« oder »-kostüms«) mit unseren Chakren beeinflusst. Die Chakren, die ich noch näher erläutern werde, sind also Zentren subtiler Energie in der Aura des Menschen. Bei der Verdauung der Speisen sind sie ebenso beteiligt. Sie nehmen Energie von außen auf (aus unserem Umfeld wie auch Impulse planetarischen Ursprungs) und verteilen sie in unserem Körper. Die Aura schützt uns darüber hinaus vor potenziellen energetischen Attacken.

Schamanen interessieren sich seit jeher für die verschiedensten Wahrnehmungsebenen dieser Art. Und schon im Altertum faszinierte die Menschen eher das, was nicht sichtbar ist und für die Augen verborgen bleibt. Das Energiefeld des Körpers, negative Energien und deren Wirkungen sowie die Übertragung der positiven Energiefrequenzen von außen in den Körper sind zeitlos aktuelle Themen. In der Ära der planetarischen Energieverschiebung (auch »New Age« oder »Wassermannzeitalter« genannt), die jeder mittlerweile am eigenen Leib erfährt, ist es wichtig, sein Energiekostüm nicht nur sauber zu halten, sondern auch zu erweitern. Das gelingt am grundlegendsten durch eine gesunde Ernährung.

Das »Energiekostüm« habe ich in meinen Büchern schon mehrfach beschrieben. Hier erläutere ich es noch einmal in Hinblick auf die Ernährung. Es besteht aus

- dem Geist,
- der Seele,
- dem Körper,
- den Chakren,
- der Aura sowie
- weiteren energetischen Anbindungen ans Universum wie Seelenschnüren und Planetenimpulsen.

Unser *Geist* ist in unserem Gehirn verankert. Er kommt immer wieder auf diese Erde und inkarniert sich je nach dem Thema, für das er sich entschieden hat, an dem einen oder anderen Ort. Obwohl er unsichtbar ist, kann man ihn sich bildlich wie einen Kern aus Feuer vorstellen. Der Geist kommt wiederholt auf unseren Planeten, um gewisse Aufgaben zu erledigen. So waren Sie und ich bereits mehrfach hier, und wir haben Leben für Leben einige Aufgaben erledigt. Wir zeugten Kinder, führten Menschen, rebellierten und füllten dadurch die Informationslücken unserer Seele.

Die *Seele* ist eine Mischung aus Erfahrungen unserer Vorleben, aus Informationen, die der Geist gesammelt hat. Sie heftet sich an den heiligen Kern (Geist). Man kann sich die Seele wie einen Mantel oder Umhang für den Geist vorstellen. Sie bleibt jedoch nicht nur lokal auf den Körper begrenzt, sondern befindet sich auch außerhalb der physischen Hülle. Sie ist überall. Das wird für die meisten schwer vorstellbar sein. Es ist ähnlich wie die Unendlichkeit, die sich unserem Auffassungsvermögen in der Regel entzieht.

Der Geist und die Seele sind unzertrennlich. Sie bilden eine Einheit. Sie besiedelten unseren *physischen Körper* (unseren Leib) bei der Empfängnis, so wurden wir geboren. Den physischen Körper bezeichnen wir als materiell. Wir können ihn anfassen und fühlen. Wir können ihn auch sehen und hören. Er besteht aus Zellen, aus der sogenannten dichten Materie. Aber auch die ist im Grunde Energie, denn alle Materie besteht aus Atomen, in denen Elektronen in rasender Geschwindigkeit um einen Kern schwirren und in denen »feste« Materie nur einen winzigen Bruchteil ausmacht. Der physische ist energetisch dennoch der langsamste Körper überhaupt, und er hat seine eigene Zeit. Er reagiert verhältnismäßig träge auf verschiedene Reize, hat ein begrenztes Volumen, ist trotz verschiedener Interdependenzen mit der Umwelt – er braucht zum Beispiel Sauerstoff und Nahrung – ein mehr oder weniger in sich geschlossenes System und wird von inneren Organen am Leben erhalten. Er hat drei eigene Zentren, die ihn energetisch regulieren: die Steißbeingegend, den Unterleib und den Solarplexus, das sogenannte Sonnengeflecht.

Also haben wir drei Körper, die miteinander verschmolzen sind. Diese drei Körper kommunizieren mit dem näheren und weiteren Umfeld energetisch über die Chakren und die Aura. Die unteren Chakren sättigen sich durch Speise- und sexuelle Energie. Erfahrungsgemäß ist es so, dass Menschen, die keinen Sex (mehr) haben, dieses Defizit unbewusst durch Essen zu kompensieren versuchen. Das ist durch den Solarplexus bedingt, denn wenn keine Energie aus den unteren Chakren fließt, reagiert das Sonnengeflecht.

Die Seele kann man fühlen, man kann an sie denken. In ihr sind alle Gefühle verankert. Man bezeichnet sie auch als »ätherischen« Körper. Er ist etwas schneller als der physische. Er lebt in einem anderen Rhythmus, einer anderen Schwingung. Dazu gehören Emotionen, Farben und Wellen – alles, was auch in unseren Speisen enthalten ist. Also profitiert die Seele von der Nahrung ebenso wie der physische Körper.

Den Geist kann man nicht sehen oder fühlen. Er besteht aus unsterblicher »Substanz«. Er ist sehr schnell und kann uns relativ schnell handeln lassen. Dazu gehören unsere Gedanken und Ideen. Diese braucht man selbstverständlich ebenso beim Kochen, weswegen der Geist auch sozusagen »in die Küche gehört«!

Alle drei Körper brauchen eine spezifische Nahrung. Wir nähren unseren physischen Körper mit Licht, Wärme, Speisen und Getränken. Der Ätherkörper (die Seele) ernährt sich durch Emotionen, Licht, Wärme und Liebe, die auch beim Kochen und bei der Vorbereitung sowie beim Genuss der Speisen entstehen. Der Geist ernährt und entwickelt sich durch Wissen und Bildung. Er profitiert zum Beispiel von der Umsetzung der neuen Rezepte.

Speisen bringen Energie in unseren physischen Körper. Sie wird durch die Verdauung freigesetzt. Diese Energie fließt auch in die feinstofflichen Energiebahnen (Meridiane) und dann in die Chakren und den Energieleib. Die Aura des Menschen ist in der Lage, sich zu verändern und sich auszudehnen, und zwar von einem Meter bis zu mehreren Kilometern. Dies geschieht durch die Einflüsse der Umgebung, den Energieaustausch von einem Menschen zum anderen und durch die Ernährung.

Die sieben Hauptchakren und die Energie der Speisen

Das Sanskritwort *cakrá* bedeutet »Rad, Kreis«. Medial begabte Menschen, die die Aura sehen können, beschreiben die Chakren als »Lotosblüten« in kreisender Bewegung, wodurch der Eindruck eines Rads entsteht.

Die unterschiedlichen Beschreibungen der Chakren differieren zum Teil erheblich. Wir wissen, dass der Mensch viele dieser Energiezentren aufweist. Als (Haupt)chakren werden jedoch die sieben

Zentren bezeichnet, die hintereinander entlang der Wirbelsäule liegen, nämlich Wurzel-, Sakral-, Solarplexus-, Herz-, Hals-, Stirn- und Kronen-Chakra:

- Das *erste Chakra* beherbergt Informationen über unsere Wurzeln: die Eltern, den Geburtsort, unsere Wünsche und Sicherheiten.
- Das *zweite*, *dritte* und *vierte Chakra* regulieren den gesamten Energieaustausch zwischen unserem physischen Körper und der Umwelt. Sie korrespondieren mit unserer finanziellen Lage, unserer »Power« und unseren Ideen.
- Das *fünfte Chakra* verbirgt in sich viele Informationen aus dem Vorleben. Als unsere Seele zur Reinkarnation (Wiedergeburt) bereit war, entschied sie sich für das männliche oder weibliche Prinzip.
- Das *sechste Chakra* hat mit dem Denken zu tun.
- Das *siebte Chakra* ist an den Kanal zum Universum angekoppelt.

Außerdem von Bedeutung sind vor allem noch das achte und das neunte Chakra. Ersteres dient dem Ich-Bewusstsein, Letzteres dem Wir-Bewusstsein. Beide befinden sich circa 30 Zentimeter über dem exakten Zentrum des Kopfes. Von diesen Chakren aus geht eine Lichtsäule in der Mitte des Körpers durch alle Chakren hindurch bis unter die Füße. Innerhalb dieser Säule befinden sich die sogenannte Kundalini-Lichtröhre sowie die »Seelenschnüre« (zur Anbindung ans Universum). »Kundalini« heißt wörtlich »Schlange(nkraft)«. Man stellt sich die spirituelle Kraft schlafend wie eine zusammengerollte Schlange vor, die bei jedem Menschen am unteren Ende der Wirbelsäule ruht. Wird sie »geweckt«, sorgt sie bei ihrem Aufstieg durch die verschiedenen Chakren für spirituelle Erkenntnisse und mystische

Das erste oder Wurzel-Chakra

Das Wurzel-Chakra ist womöglich eins der wichtigsten Energiezentren überhaupt. Wie ein Baum eine Wurzel hat, besitzt der Mensch das Wurzel-Chakra, das ihn energetisch festigt und erdet. Durch dieses Chakra erhalten wir Energie von Mutter Erde und sind mit ihr verbunden. Das Wurzel-Chakra wird als Zentrum der Lebenserhaltung angesehen. Es befindet sich in Höhe des Steißbeins. Seine gesunde Farbe ist Rot, die Farbe der Sexualenergie. Ein aktives Wurzel-Chakra zeigt einen aktiven und lebendigen Menschen.

Das Wurzel-Chakra wird auch als »Muladhara-«, »Basis-Chakra« oder »Steißbeinzentrum« bezeichnet. Es symbolisiert die Basis des Lebens.

Funktion: Im Wurzel-Chakra befinden sich der Sitz unserer physischen Energie und unser Lebenswille. Das Wurzel-Chakra ist vor allem für die Muskulatur, die Knochen und das Bindegewebe zuständig. Es sorgt für die körperliche Potenz. Wenn Ihr Wurzel-Chakra funktionsfähig ist, stehen Sie mit beiden Beinen im Leben und strahlen Kraft und Vitalität aus.

Fehlfunktion: Durch bestimmte Erlebnisse, zum Beispiel Trauer, Angst oder Verluste, kann es zu Störungen im Wurzelbereich kommen. Hat Ihr Wurzel-Chakra zu wenig Energie, hinterlassen Sie bei anderen keinen bleibenden Eindruck. Die Leute vergessen, wie Sie aussehen, und können sich nicht mehr an Ihre Stimme erinnern. Mit der Zeit werden alle anderen Chakren in der Kettenreaktion auch betroffen. Durch einen zu niedrigen Energiehaushalt werden Sie müde und apathisch.

Was tun? Sehr häufig wird das Wurzel-Chakra im Frühling nach einem langen Winter schwach. Auch physische Probleme im Bereich der Beine (Venenschwäche, Hüftschmerzen oder Operationen) können die Ursache sein. Das lässt sich jedoch durch den Verzehr frischer Kräuter sowie vitaminreicher Salate und durch Sonnenbaden korrigieren. Dieses Chakra braucht vor allem rote Speisen wie Tomaten, Paprika und Wassermelonen. Reis und getrocknete Früchte gleichen es ebenso aus. In Russland wird bei Trauer (meistens gleich nach der Beerdigung) ein Brei aus Reis und Rosinen serviert. Jeder, der den Verstorbenen ehrt, soll einen Löffel davon essen. Dieser Brauch ist Tausende Jahre alt und basiert auf fundiertem energetischen Wissen.

Das zweite oder Sakral-Chakra

Das Sakral- oder Sexual-Chakra ist ein Gefühlszentrum und befindet sich direkt unter dem Bauchnabel. Seine gesunde Farbe ist Orange. Es versorgt die Sexualorgane und speichert die Lebensenergie. Es steht in Verbindung mit dem Hals-Chakra.

Das Sexual-Chakra wird als »Svadhishthana-«, »Lebensenergie-Chakra« oder auch als »Kreuzzentrum« bezeichnet.

Funktion: Das Sakral-Chakra reguliert die Qualität der Liebe zum anderen oder gleichen Geschlecht. Aber auch Selbstliebe hat mit dem Sexual-Chakra zu tun. Ist dieses Zentrum offen, können Sie körperliche und sexuelle Lust leben. Sie sind bereit für neue Erfahrungen.

Fehlfunktion: Ist das Sexual-Chakra blockiert, lässt die sexuelle Kraft nach. Wir werden lustlos und zeigen wenig bis keine Libido. Nach längerer Zeit spielen wir die Bedeutung der Sexualität kompensatorisch sogar völlig herunter. Wie ist es dazu gekommen? Beispielsweise durch negative religiöse oder lebensferne Moralvorstellungen, die wir von scheinbaren Autoritätspersonen übernommen haben, können Blockaden im Sexual- oder auch im Hals-Chakra entstehen und somit sexuelle Hemmungen verursachen. Meistens treten sie sogar in beiden Zentren gleichzeitig auf. Die sexuelle Energie fließt durch das Sakral-Chakra und entlädt sich im Körper. Durch gelebte Sexualität werden Energiestauungen entladen. Diese Energiebewegung reinigt den Körper und befreit ihn von Energieblockaden. Deshalb ist der Orgasmus für das körperliche Wohlbefinden so wichtig.

Das Chakra steht jedoch nicht nur für die Sexualität. Ein geschlossenes, beschädigtes Sakral-Chakra kann auch die Kreativität mindern. So fühlt man sich gehemmt und kann keine Ideen verwirklichen. Es hängt darüber hinaus mit der Lebenskraft zusammen, denn die Quelle unserer Vitalität sitzt im Beckenraum.

Was tun? Dieses Chakra kann ganzjährig beeinträchtigt werden. Das lässt sich jedoch durch Meditationen beheben. Das Chakra braucht zudem gelbe und orangefarbene Früchte und Gemüse wie Paprika, Birnen, Kaki, Kürbis und Honigmelonen. Schamanen und Naturärzte sind da gleicher Meinung: Der Kürbis wirkt zum Beispiel bei Menstruationsbeschwerden und hat eine positive Wirkung auf die Prostata.

Das dritte oder Solarplexus-Chakra

Das Solarplexus- beziehungsweise Nabel-Milz-Chakra ist das Kraftzentrum des Körpers. Es befindet sich im Oberbauchbereich. Seine gesunde Farbe ist Gelb. Dieses Zentrum wird auch als »hellfühliges Chakra« bezeichnet. Es ist das Gefühls-Chakra. Spirituelle Menschen können durch Stress oder Überanstrengung hier eine Gefühlsblockade bekommen. Durch Familien- oder Beziehungsprobleme kann das Chakra beeinträchtigt werden. Auch durch Unterdrückung mögen hier Blockaden entstehen.

Man nennt das Solarplexus- auch »Manipura-Chakra« oder »Nabelzentrum«. Es symbolisiert die Astralebene und wird ebenso »inneres Kind« genannt. Genau hier lagern sich nichtgelebte Gefühle und stressige Erfahrungen ab, die mit der Zeit zu Blockaden führen können.

Funktion: Wenn dieses Chakra vollständig funktioniert, erleben Sie stets echte Lebensfreude. Sie fühlen sich gut und gelassen und ärgern sich kaum. Durch dieses Chakra erkennen Sie Ihre Einzigartigkeit und fühlen sich geborgen. Wenn es offen ist, können Sie sich zur ganzen Welt zugehörig fühlen. Der Nabel ist zwar ein mentales Zentrum, steht aber auch für die Gefühle. Wenn die Energie hier ungehindert zirkuliert, hat man ein reiches Gefühlsleben: Sie können sich verlieben und sich lieben lassen, zeigen Ihre Gefühlswelten und akzeptieren die Empfindungen anderer.

Fehlfunktion: Wenn dieses Zentrum geschlossen ist, sind die Gefühle blockiert. Man grübelt und grübelt, fühlt jedoch kaum innere Freude. So wird auch Sex nicht mit Liebe assoziiert, und der Untreue sind Tür und Tor geöffnet.

Das Nabelzentrum hat eine große Bedeutung für die Beziehungen. In jeder Verbindung zweier Menschen entstehen energetische Bande zwischen ihren Solarplexus-Chakren. Je stärker diese Verbindung ist, desto fester und zahlreicher sind solche Verknüpfungen.

Endet eine Beziehung, so werden diese emotionalen Verbindungen mit der Zeit aufgelöst. Jedes Jahr einer zwischenmenschlichen Beziehung (dabei spielt es keine Rolle, ob es eine erotische oder eine Beziehung zwischen zwei Geschwistern, Mutter und Kind oder Freunden ist) braucht einen Monat der Lösungszeit. So sprechen wir vom »Abnabeln«, das dauern kann. Der Ausdruck »sich abnabeln« lässt sich somit auch aus der Chakren-Lehre herleiten.

Nach einer Scheidung oder nach dem Seitensprung, aber auch nach dem Tod eines Partners, eines geliebten Menschen oder Haustiers ist das Nabel-Chakra oft blockiert. Die Trauerphase ist wichtig, da in dieser Zeit die Bänder langsam gelöst werden. Sollte dieses Chakra geschlossen bleiben, trauern Sie unter Umständen jahrelang und können nicht loslassen. Das Thema »Abnabelung« ist auf der anderen Seite also auch sehr wichtig, um das Los- oder Zulassen zu lernen. Nur so können wiederum gesunde harmonische Partnerschaften aufgebaut werden.

Ein Zeichen für das geschlossene Chakra ist es ebenfalls, wenn Ihnen Ihre eigene Gesundheit nicht mehr am Herzen liegt. Aber auch eine lang anhaltende Erkrankung kann die Ursache eines gestörten Nabelzentrums sein.

Was tun? Sehr häufig tritt eine Beeinträchtigung des Chakras im Herbst oder Winter auf. Man spricht dann von einer »Kaltzeit-Depression«. Bleiben Sie in einem solchen Fall nicht allein mit diesem Leiden. Sprechen Sie mit Ihren Mitmenschen. Bekochen Sie sie. Dieses Chakra braucht gelbes Essen. Das sind Honigmelonen, Birnen, Zimt und gelbe Paprika. Verwenden Sie Gewürze wie Chili, Zimt, Kurkuma oder Curry. All diese Speisen beleben das Chakra und helfen Ihrer Psyche, mit der entstandenen Situation zurechtzukommen.

Das vierte oder Herz-Chakra

Das Herz-Chakra befindet sich in der Mitte des Brustkorbs. Seine gesunde Farbe ist Hell- bis Dunkelgrün oder sogar Türkis. Das Herz-Chakra ist der Platz der Liebe und der Zuneigung. Hier ist alles Gute und Schlechte energetisch »gespeichert«. Das können wunderschöne Erlebnisse sein, aber auch negative wie Neid, Verluste oder auch Stolz. Solche negativen Erlebnisse oder Eigenschaften können Ihr Herz-Chakra blockieren. Aber auch Ängste um den leeren Magen, Sorgen ums Geld oder ums Betrogenwerden schließen das Chakra schnell. So heißt es: »Was hast du auf dem Herzen?«, wenn man sieht, dass Sie offensichtlich ein Herzensanliegen haben.

Dieses feinenergetische Zentrum wird auch »Anahata-Chakra« oder »Herzzentrum« genannt.

Funktion: Es ist das Chakra, durch das Sie lieben und leben. Heute gewinnt es immer mehr an Bedeutung. Herz-Chakra-Energie verbindet Sie mit Mutter Natur; und wenn es geöffnet ist, können Sie andere Menschen in ihrem Wesen wahrnehmen. Man wird aber auch selbst wahrgenommen. Wenn das Chakra intakt ist, sehen wir unsere Einzigartigkeit und innere Schönheit. Wir haben auch genug Willen, um unsere Aufgaben zu meistern.

Fehlfunktion: Zeichen für ein geschlossenes Herzzentrum ist beispielsweise eine unbegründete Trauer. Man wird von anderen Menschen nicht mehr ernst genommen oder verliert schnell Geld und wird unsicher. Die Öffnung dieses Chakras ist daher besonders wichtig. Dies geschieht am leichtesten durch bedingungslose Liebe, die man anderen zuteilwerden lässt und im günstigen Fall auch empfängt. Versuchen Sie daher mindestens einmal am Tag, einen Menschen glücklich zu machen. Es müssen keine teuren Geschenke sein. Das beste Geschenk ist die Aufmerksamkeit, die man mit Geld nicht kaufen kann. Bedanken Sie sich bei den Menschen für ihr Dasein.

Wenn dieses Chakra geschlossen ist, können Sie nicht von Herzen lieben, keine Liebe schenken oder annehmen. Sie haben zu viele Erwartungen. Häufig kommen solche Blockaden durch Stress im Job oder in der Beziehung. Wird der massive Druck länger ausgeübt, kommt es sehr leicht zu einer schwerwiegenden Blockade, im Extremfall zum Herzinfarkt. Nehmen Sie sich also auch nicht alles zu sehr »zu Herzen«!

Ist dieses Chakra blockiert, leben viele in falschen Vorstellungen, haben also ein gestörtes Verhältnis zur Realität. Dieses Zentrum kann jedoch auch zu viel Energie enthalten, so sprechen wir über ein »überdehntes« Chakra. Wenn es überaktiv ist, agieren Sie mehr aus Ihrem Willen heraus als aus Liebe.

Was tun? Sehr häufig tritt eine kurzfristige Beeinträchtigung des Chakras durch Stress auf. Das lässt sich jedoch durch überwiegend »grüne« Nahrungsmittel beheben. Dieses Zentrum braucht grünes Gemüse, Rosenwasser, Avocados und Salate! Machen Sie sich auch eine Liste mit hilfreichen Menschen, und bedanken Sie sich bei diesen dafür, dass sie für Sie da (gewesen) sind, eventuell schriftlich. Gönnen Sie sich ab und zu selbst ein Geschenk. Das öffnet das Herz. Machen Sie auch andere Menschen glücklich, so geht Ihr Herz ebenso auf!

Das fünfte oder Hals-Chakra

Dieses Chakra ist das Zentrum der Kommunikation. Es befindet sich in Höhe des Kehlkopfs. Seine gesunde Farbe ist Hellblau. Das Hals- oder Kehlkopf-Chakra repräsentiert die Kreativität. Künstler, Autoren, Berater, Lehrer und Moderatoren haben fast immer ein ausgeprägtes Hals-Chakra. Es arbeitet wie gesagt stets mit dem Sexual- beziehungsweise Sakral-Chakra zusammen. In diesen beiden Zentren sind unsere Erfahrungen aus verschiedenen Inkarnationen gespeichert, die uns sprichwörtlich »im Halse steckengeblieben« sind. Das Hals-Chakra enthält auch die Angst aus dem gegenwärtigen ebenso wie aus mehreren vorangegangenen Leben.

Ängste hat jeder Mensch, was natürlich und lebensnotwendig ist. Die Frage ist nur, wovor man Angst hat – das meint, ob die Angst begründet ist – und in welchem Ausmaß sie unser Handeln beeinträchtigt, also ob sie uns lähmt oder zu sinnvollen Handlungen veranlasst. Durch die Auflösung der Blockaden in diesem Zentrum können alte Ängste überwunden werden, sodass unsere Kreativität nach außen gebracht werden kann.

Dieses Chakra wird auch »Vishuddha-«, »Kehlkopf-Chakra« oder »Kommunikationszentrum« genannt. Es symbolisiert die Mentalebene.

Funktion: Die Position des Hals-Chakras am Kehlkopf symbolisiert die Verantwortung für die Artikulation der eigenen Bedürfnisse. So kann dieses Chakra Ihnen verschiedene Zeichen dafür geben, ob Sie das leben, was Sie leben wollen, oder ob Sie auf Ihre Selbstverwirklichung verzichten. Blockaden in diesem Bereich signalisieren auch, dass Sie sich etwas verboten haben. Das Zentrum zeigt darüber hinaus, ob wir etwas annehmen können und eigene Chancen erkennen. Wir empfangen und versenden durch dieses Chakra Informationen und Energie.

Fehlfunktion: Dieses Zentrum ist sehr wichtig für die sprachliche Entwicklung, und wenn Kinder hier keine oder zu wenig Energie haben, lernen sie nur schwer, zu sprechen oder sich verständlich auszudrücken. Eine Blockierung dieses Zentrums ist auch häufig mit einer physischen Erkrankung der Schilddrüse verbunden. Das sollte in jedem Fall von einem Arzt überprüft werden.

Ist das Chakra blockiert, mangelt es an Selbstwertgefühl, oder man hat zu viel Stolz oder panische Angst vor etwas. Das hat die Entwicklung von Minderwertigkeitskomplexen zur Folge, zu wenig persönliche Freundschaften oder gar die Einsamkeit. Die Betroffenen meiden Menschen und ziehen sich vollständig zurück.

Was tun? Eine kurzfristige Beeinträchtigung des Hals-Chakras kann immer wieder auftreten. Das lässt sich jedoch durch die passende Ernährung beheben. Dieses Chakra braucht überwiegend »blaues« Obst und Gemüse wie Auberginen, Knoblauch oder blauen Lauch. Auch Honig und Rettich tun diesem Chakra gut. Ebenso helfen verschiedene Sprachübungen, und das Rezitieren der Mantras »Om«, »Hum« oder »Chu« behebt solche Blockaden schnell. Mantras sind sogenannte heilige Silben, Wörter oder Verse mit spiritueller Kraft. Sprechen Sie ein solches Mantra zehn Minuten lang hintereinander, oder sagen Sie ebenso lange: »Christus, Christus, Christus …« Sie werden merken, dass das, was im Hals steckengeblieben war, wie im Nu verschwindet!

Das sechste oder Stirn-Chakra

Das Stirn-Chakra oder Dritte Auge befindet sich in der Mitte oberhalb der Augenbrauen. Seine gesunde Farbe ist Indigoblau bis Violett oder sogar Weiß. Es ist das Chakra der Hellsichtigkeit. Durch dieses Zentrum können Sie erkunden und »hellfühlen«, was den normalen Sinnen verborgen ist. Je nach Erfahrungen aus früheren Leben, die womöglich mit Hellsichtigkeit einhergingen, ist dieses Chakra mehr oder weniger aktiv. Dass Sie durch das geöffnete Dritte Auge die spirituelle Welt zu erblicken vermögen, ist auch für die Bewältigung des alltäglichen Lebens durchaus hilfreich.

Dieses Chakra wird ebenso »Ajna-Chakra«, »Auge der Weisheit« oder »Inneres Auge« genannt. Es symbolisiert die höheren Kräfte des Menschen.

Funktion: Das Stirn-Chakra steht in Zusammenhang mit der Fähigkeit zur Vision und zum Intellekt. Dazu gehören Ihre Fantasie,

Ihre Vorstellungen und Realitätserfahrungen. Durch dieses Chakra fühlen Sie die kosmischen Energien und handeln mit sicherer Intuition: Oft kommen Eingebungen, die sich auch erfüllen. Das Chakra ist bei Kindern bis etwa zum siebten Lebensjahr sehr aktiv. Mit der Zeit verlernen wir, seine Kraft zu nutzen. Menschen, die sich spirituell entwickeln, können das Dritte Auge wieder aktivieren.

Fehlfunktion: Wenn das Stirn-Chakra stark blockiert ist, sind Sie vermutlich des Öfteren verwirrt oder negativ eingestellt. Es mangelt an kreativen Einfällen, weil zu wenig Energie fließt. Ist das Chakra intakt, haben Sie keine Schwierigkeiten, zu Ihren Ideen zu stehen und sie zu verwirklichen. Bei einem geschlossenen Stirn-Chakra hingegen wollen Sie keine Verantwortung für etwas übernehmen, haben keine Geduld und können Ihre Ziele nicht Schritt für Schritt in die Tat umsetzen. Das führt mehr und mehr zu einer verzerrten Realitätsauffassung.

Was tun? Das Dritte Auge kann immer geöffnet werden. Dies lässt sich beispielsweise durch Meditation erreichen. Auf ernährungsphysiologischer Ebene braucht dieses Chakra zudem vor allem Knoblauch, Rettich und Rote Bete. Solche Lebensmittel bringen eine gewisse Entspannung in die Situation.

Das siebte oder Kronen-Chakra

Das Kronen-Chakra ist das Zentrum Ihrer Weisheit. Es befindet sich über dem Scheitelpunkt des Kopfes. Seine gesunde Farbe ist Violett, es kann auch klar sein. Dieses Chakra stellt eine Verbindung zum Universum und zu unserem Ursprung her. Das Kronen-Chakra kann durch negative Erlebnisse in diesem oder einem früheren Leben blockiert sein, dann ist der »Kanal nach oben« geschlossen. Durch Auflösung der Blockaden kann die Verbindung zum Göttlichen wieder aufgenommen werden. Wenn das Kronen-Chakra vollkommen zu ist, können in den anderen darunter liegenden Chakren Blockaden entstehen. Eine Störung in den unteren Chakren wiederum findet fast immer einen Widerhall im Kronen-Chakra.

Dieses Zentrum wird auch »Sahasrara-Chakra«, »Kronen-« oder »Scheitelzentrum« genannt. Es steht wie das sechste Chakra für die höheren Kräfte.

Funktion: Das sechste und siebte Chakra sind eng miteinander verbunden, daher ist die Funktion von beiden ähnlich. Dieses Energiezentrum ist der Ort der Gefühle und des Geistes. Es verbindet den Menschen mit seiner Spiritualität. Ist das Zentrum geschlossen, erlebt der Mensch seine Spiritualität nicht, er wird »Materialist«.

Fehlfunktion: Bei Blockaden in diesem Chakra-Bereich können Sie nicht verstehen, was andere Menschen mit »spirituell« meinen. Solche Blockaden erschweren zudem die Ausdrucksweise.

Was tun? Sehr häufig tritt eine kurzfristige Beeinträchtigung dieses Chakras auf. Das lässt sich ernährungstechnisch jedoch durch verschiedene Blütentees beheben, das siebte Chakra braucht vor allem auch Beeren. Außerdem hilft schon eine zehnminütige Meditation, es zu stärken.

Ausgesuchte Nahrungsmittel für die Seele

An dieser Stelle sei einmal mehr gesagt, dass Sie grundsätzlich viel Gesundes und Unverarbeitetes aus der Natur für Ihren Speiseplan wählen sollten. Das hat günstige physiologische Effekte, vor allem die folgenden Nahrungsmittel gelten aber auch als Essen für die Seele (oder auf Neudeutsch »Soul Food«), unter anderem weil sie generell für einen freien Fluss der Energien in den Chakren sorgen:

- *Aprikosen* sollten regelmäßig in Ihrem Obstkorb zu finden sein. Sie wirken günstig auf die Augen und die Blutbildung. Sie unterstützen auch die Hautregeneration. Die besonderen gelben Pflanzenfarbstoffe fördern die physiologischen Funktionen im Zell- und Hormonsystem. Dörrobst liefert reichlich Kohlenhydrate und Magnesium. Getrocknete Aprikosen bieten darüber hinaus noch ausreichend Kalium und sorgen für ein ausgeglichenes Natrium-Kalium-Verhältnis im Körper.
  Wie wissenschaftliche Studien zeigen, helfen Kohlenhydrate dabei, dass wir besser mit Stress umgehen können. Die Bildung des Botenstoffs Serotonin wird angekurbelt, und das beugt depressiven Verstimmungen vor.
- *Fenchel* wirkt durch seine ätherischen Öle krampflösend und auswurffördernd bei Erkrankungen der Bronchien und des gesamten Atmungssystems. Er hat zudem eine unterstützende keimtötende Wirkung im Darm. Er wirkt regulierend auf das Hormonsystem. Bei Migräne hilft er in Form eines Tees, ebenso als krampflösendes Mittel zur Linderung von Husten und Magenstörungen.
  Fenchel lässt die Seele singen, sagen die Schamanen. Er unterstützt sie durch seine Energie während Entscheidungsfindungen.
- *Grüne Blattsalate* liefern den Zellen dank der Fotosynthese hochwertige Lichtenergie. Sie fördern dadurch nachhaltig die Zellatmung und den Zellstoffwechsel im gesamten Körper. Auch bei Konzentrationsstörungen, Eisen- und Energiemangel ist frischer, biologisch angebauter Salat ein sehr gutes Heilmittel. Das lebenswichtige Vitamin K in den grünen Blättern ist ein wesentlicher Faktor bei der Verhinderung von Thrombosen. Es unterstützt die Herzmuskulatur.
  Grüne Salate bringen erfrischende Energien und neue Ideen in Ihre Seele.

- *Gurken* wirken sehr positiv auf die Verdauung und reinigen die Leber und den Darm. Sie enthalten die Vitamine A, B und C sowie die Mineralstoffe Kalium, Phosphor und Eisen. Sie helfen der Haut, strahlend auszusehen.
  Gurken bringen eine lockere Energie mit sich und lassen die Seele entspannen.
- Getrocknete oder frische *Hagebuttenbeeren* enthalten viele Vitamine. Nehmen Sie 5 Esslöffel Hagebuttenbeeren auf 1 Liter Wasser, kochen Sie diese auf, und lassen Sie den Tee ½ Stunde ziehen. Trinken Sie zweimal täglich 100 Milliliter Tee vor dem Essen. Man kann etwas Süßstoff dazugeben, damit es besser schmeckt.
  Hagebuttenbeeren wärmen die Seele. Sie bringen ihr neue Kräfte.
- *Hülsenfrüchte*, zum Beispiel Linsen und Bohnen, sind hervorragende Lieferanten von Magnesium. Integrieren Sie Linsen und Bohnen in möglichst viele Ihrer Mahlzeiten.
  Bei der Bildung des Stresshormons Adrenalin verbrauchen die Nebennieren besonders viel Magnesium. Ein Mangel an diesem Mineralstoff führt zudem zu Nervosität und Muskelkrämpfen.
- *Karotten* fördern zum Beispiel den Zellstoffwechsel und die Zellatmung. Fein geraspelt tragen sie zur Reinigung und Entschlackung des Verdauungssystems bei. Sie fördern die Regeneration der Haut, der Augen und der Schleimhäute. Karotte verjüngt zudem die Haut und die Gehirnzellen. Sie macht sie elastisch und verlangsamt den Alterungsprozess. Sie hilft bei Schilddrüsenüberfunktion, Herz- und Kreislaufbeschwerden.
  Sie wirkt sanft auf die Seele und gibt ihr Energie und Mut. Ihre Farbe Orange unterstützt die Lebensenergie und gibt uns Power.
- *Knoblauch* gilt zu Recht als einer der großen Förderer der Gesundheit. Er unterstützt den Organismus in vielfacher Weise.

Er senkt den bei Stress oft erhöhten Blutdruck und wirkt darüber hinaus auch noch positiv auf den Cholesterinspiegel. Die entgiftende Substanz Allicin, die der Knolle innewohnt, wirkt zusätzlich gegen Viren, Bakterien und Pilze, für die wir in stressigen Zeiten besonders anfällig sind.

- Auch *Mandarinen* und *Orangen* sollten Sie öfter essen. Sie haben ebenso einen hohen Vitamin-C-Gehalt.
  Diese Früchte bringen Gelassenheit und Ruhe für die Seele. Sie unterstützen die Seele durch Förderung der Konzentrationsfähigkeit.
- *Petersilie* ist für mich unverzichtbar. Sie hat viel mehr Vitamin C als zum Beispiel Zitronen und macht jede Speise aromatisch und schmackhaft.
  Petersilie bringt eine weibliche Energie für die Seele mit sich und stärkt die Intuition.
- *Pfirsiche* unterstützen die Nieren- und Blasenfunktion. Sie wirken appetitanregend und blutreinigend, erhalten unsere Zellen und machen das Gewebe jung und elastisch.
  Pfirsiche wirken auf die Seele entlastend und verjüngend. Sie unterstützen zudem sämtliche Loslassprozesse.
- Manche lieben sie, und andere mögen sie gar nicht – die *Rote Bete*. Sie ist jedoch nahezu unverzichtbar für einen gesunden menschlichen Körper. Im russischen Raum findet man sie in vielen Speisen. Die Heilkraft der Roten Bete ist enorm, darüber hinaus ist sie Ihrer Schönheit zuträglich. Die ersten Berichte über Rote Bete gab es schon vor über 2000 Jahren von den Griechen und Römern. Hippokrates beschrieb die heilende Wirkung, griechische Ärzte verordneten bereits 100 v. Chr. die Lösung von eingesäuerter Roter Bete bei Hautentzündungen und Infektionskrankheiten. Auch heute wird sie im russischen Raum

bei Erkrankungen des Darmtrakts und sogar bei Krebs verordnet. Die Rote Bete wirkt im Körper wie eine Kläranlage. Es gibt die naturheilkundliche Empfehlung für Krebspatienten, ein Leben lang täglich den frischen Saft einer großen Roten Bete zu trinken.

Rote Bete bringt männliche Energie mit sich, unterstützt das Durchsetzungsvermögen und verleiht Mut.

- *Sanddorn* gilt in Russland als Heilbeere Nummer eins. Die Sanddornfrucht fördert die Selbstheilungskräfte. Sie hat eine intensive Entgiftungs- und Entschlackungswirkung, vor allem als Zell- und Gefäßreiniger im Gehirnbereich. Sanddorn hilft bei Übergewicht, überflüssige und belastende Körpersubstanzen abzubauen. Zudem regeneriert Sanddorn die Magenschleimhäute. Die Beeren sind reich an den Vitaminen B und C.

  Sanddorn unterstützt die sexuelle Energie und erotische Wünsche. Die Beeren gelten als Seelenbeeren, da sie die Seele beruhigen und ausgleichen.
- *Spargel* (vor allem grüner) hilft bei der Bildung von roten Blutkörperchen. Außerdem enthält er viel antioxidativ wirkendes Glutathion. Es unterstützt die Arbeit der Leber.

  Das hat wiederum einen guten Einfluss auf die Fähigkeit, mit Belastungs- und unangenehmen Situationen umzugehen. Die Stimmung wird angehoben, und mit guter Laune kann man den Stress leichter vergessen.
- *Weißkohl* ist ebenfalls eine Vitamin»bombe«. Essen Sie öfter Kohl. Er enthält die antioxidativen Vitamine A, C und E, Betacarotin und den wichtigen Mineralstoff Selen.

  Diese Antioxidanzien bekämpfen freie Radikale, die bei Stress freigesetzt werden und die auf lange Sicht die Gesundheit der Zellen angreifen. Gleichzeitig unterstützen sie die Umwandlung von Tryptophan in den körpereigenen Botenstoff Serotonin. Damit tragen sie zur Hebung Ihrer Laune bei. Ein Mangel an Serotonin ist der häufigste Grund, wenn sich ein Burn-out oder eine Depression breitmachen.

- Verzehren Sie ab und zu *Zitronen*. Tee mit Zitrone ist eine Wohltat für Ihr Abwehrsystem. Ich persönlich beginne seit Jahren meinen Morgen mit einem Glas Wasser und dem Saft einer halben Zitrone.
  Zitrone bringt Ihrer Seele Sonnenkraft und neue Energie. Die Sonnenfrucht bringt zudem Gemütlichkeit und Ruhe mit sich.
- Genauso dürfen *Zwiebeln* auf Ihrem Tisch nicht fehlen. Zwiebelsaft ist reich an Vitamin B. Bei einem Mangel der Vitamin-B-Gruppe werden 2 Esslöffel Zwiebelsaft dreimal am Tag über längere Zeiträume eingenommen. Ansonsten sollten Zwiebeln bei möglichst vielen Hauptspeisen verwendet werden.
  Die Inhaltsstoffe der Zwiebel gleichen die Seele aus. Sie geben ihr Energie, um zu entscheiden und um etwas zuzulassen.

Und hier noch ein paar Tipps:

- Machen Sie regelmäßig Sport oder gar Bodybuilding? Dann brauchen Sie mehr *Carnitin*, das vor allem in rotem Fleisch vorkommt, sowie regelmäßig *Haferflocken*, und am besten verteilen Sie die Nahrungsaufnahme auf sechs kleine Mahlzeiten am Tag. Bodybuilder schlafen übrigens länger als der »Durchschnitt« … Vor dem Sport empfiehlt es sich, eine Tasse *Kaffee* zu trinken oder eine *Grapefruit* zu essen, so verbrennen Sie mehr Fett. Laut Studien verschwinden so circa 1500 Gramm Fett in drei Monaten mehr als sonst. Nach dem Sport sollten Sie ein *Ei* essen. Es liefert die wichtigsten Eiweiße. Am Abend dürfen *Nüsse* und

Zink nicht fehlen. Eine Handvoll *Walnüsse* täglich sind sogar von Sportwissenschaftlern empfohlen.
Die Seele wird es Ihnen danken, denn die beschriebenen Produkte lockern und entspannen sie sehr schnell.

- Trinken Sie genügend *Wasser*. Wasser ist das einfachste Mittel, um wieder klar im Kopf zu werden. Es steht für Glück und Fülle. Zum einem sorgt eine ausreichende Versorgung mit Flüssigkeit dafür, dass die Nervenzellen gut funktionieren, zum anderen schwemmt Wasser eine Vielzahl von Stresshormonen und Toxinen aus dem Körper.
- In Usbekistan wird täglich *Tee* getrunken. Tee ist in jeder Situation ein echter Seelenwärmer. Allein die Zubereitung kann für einen Moment jedes Ungemach vergessen lassen. Einige Tees eignen sich besonders gut für den Alltag. Sie enthalten Stoffe, die das Nervensystem stärken. Probieren Sie Aufgüsse mit Hopfen, Zitronenmelisse oder Passionsblume. Darüber hinaus gibt es russische Studien, die belegen, dass vor allem Männer, die mehrmals am Tag Tee trinken, schlanker als Kaffeetrinker sind.

Lebensmittel und Kosmologie

Die Schwingungen der Kräuter

In meiner Küche verwende ich nicht nur natürliches Salz zum Aromatisieren der Speisen, sondern auch viele Gewürze und Kräuter. Sie bringen jeder Mahlzeit neue, einzigartige Schwingungen. Da wir in einer »Matrix« leben, in der alles miteinander kommuniziert, was wir sehen, hören und fühlen wie auch das, was wir nicht direkt mit den Sinnen wahrnehmen, korrespondieren auch Gewürze oder Würzmittel mit unseren feinstofflichen wie physischen Organen und bringen heilende Energie mit. Sie verfeinern also nicht nur den Geschmack der Speisen, sondern verändern sie energetisch. Man kann behaupten, dass sie eine magische Wirkung haben. Hier sind einige Beispiele dafür:

- *Anis* (4 Merkur und 6 Venus) energetisiert die Speisen mit Energie der Liebe, des Herzens und des Geldes. Somit bringt Anis Ihre medialen Fähigkeiten zum Wachstum und lässt Sie Ihre Seele wahrnehmen.
- *Basilikum* (3 Mars und 2 Mond) bringt heilende Energie und Schutz. Es gehört zu den bekanntesten Heilkräutern und ist be-

sonders für Frauen zu empfehlen. Es schärft Ihre Intuition und lässt Sie in die Zukunft blicken.

- *Borretsch* (1 Sonne) aktiviert Erfolge auf allen Ebenen. In Speisen wirkt er mit seinen entspannenden Energien positiv auf den Magen.
- *Chilischoten* (3 Mars) machen Speisen scharf und warm. Sie stehen für den Schutz der Seele und des Geistes.
- *Dill* (1 Sonne) entgiftet den Körper und symbolisiert Geld, Bewusstsein und Liebe. Besonders frisch verzehrt lässt er die Gefühle fließen.
- *Estragon* (5 Jupiter) unterstützt die Gesundheit, gibt Energie und symbolisiert Schutz. Besonders schmackhaft ist er in vielen Fleischgerichten.
- *Ingwer* (3 Mars) ist sehr gesund für alle Organe. Er steht für Liebe, Geld und Entlastung.
- *Kardamom* (0 Pluto) verfeinert die Speisen mit Friedens- und Glücksgefühlen.
- *Knoblauch* (3 Mars) galt immer schon als Schutzpflanze für die Gesundheit. Er reinigt Arterien und bringt eine stärkende Energie für Ihr Herz-Chakra. In meiner Heimat wird Knoblauch sehr oft beim Kochen verwendet.
- *Kümmel* (7 Saturn) bringt einen klaren Verstand und symbolisiert Disziplin und Ausgewogenheit. In Asien ist er in zahlreichen Speisen zu finden.
- *Kurkuma* (4 Merkur) ist sehr gesund und gilt als eine der besten Präventionen gegen Krebs. Die Pflanze wird in Asien sehr oft verwendet, da sie die Kraft der Sonne symbolisiert.
- *Lavendel* (mehrere Planetenimpulse) macht Speisen nicht nur aromatisch, sondern lichtvoll. Die Pflanze steht für Reinigung und Weisheit.

- *Lorbeer* (9 Neptun) vertreibt nicht nur Bakterien, sondern bringt auch Erfolg, Reinigung, mediale Fähigkeiten, Schutz und Heilung.
- *Majoran* (4 Merkur) verfeinert die Speisen mit einem angenehmen Aroma. Er bringt einen klaren Verstand für Geschäfte.
- *Meerrettich* (4 Merkur) steht aus magischer Perspektive für Schutz und Reinigung. Er bringt eine starke Energie in jede Zelle des Körpers.
- *Muskatnuss* (2 Mond) entfaltet Ihre medialen Fähigkeiten und bringt Ihnen Erfolg. Sie wirkt antibakteriell und aktiviert die Verdauung.
- *(Gewürz)nelken* (5 Jupiter) erleichtern Ihren Geist. Sie symbolisieren Liebe und Wohlstand.
- *Oregano* (5 Jupiter) macht Speisen aromatisch und steht für Frieden. Das Aroma verschafft einen klaren Verstand.
- *Petersilie* (4 Merkur und 2 Mond) ist reich an Vitamin C. Aus kosmisch-magischer Perspektive steht sie für Leidenschaft, Geld und klares Denken.
- *Pfeffer* (3 Mars) verfeinert Speisen mit Befreiungsenergie, bietet Schutz und hat eine reinigende Wirkung.
- *Pfefferminze* (6 Venus) unterstützt Ihre Gesundheit und aktiviert die Erotik. Sie steht aber auch für Treue.
- *Pimpernelle* (2 Mond) bringt mehr Energie, Gelassenheit und Schutz.
- *Rosmarin* (1 Sonne) verfeinert Speisen mit seinem starken Geschmack. Er wirkt heilend auf die Verdauung und das Blut. Aus magischer Perspektive steht er für einen klaren Verstand, Treue und Heilung.
- *Safran* (6 Venus) ist sehr edel. Er steht für Erfolg, Gesundheit und Frieden. Seine gelbe Farbe symbolisiert die Sonnenkraft.

- *Salbei* (5 Jupiter) unterstützt Ihre Gesundheit durch seine ätherischen Stoffe. Er symbolisiert Reinigung, Erfolg und ein langes Leben.
- *Sauerampfer* (3 Mars) kann frisch oder gekocht verspeist werden. Er symbolisiert Wohlstand und Erfolg.
- *Schnittlauch* (3 Mars) schmeckt nicht nur gut, sondern bringt frische Energie in den Körper. Aus der magischen Perspektive symbolisiert er Schutz für unsere eigene Energie.
- *Senf* (3 Mars) gibt Speisen eine spezifische Energie. Er steht für den Schutz vor bösen Menschen.
- *Thymian* (5 Jupiter) stärkt Ihre Verdauung, Lunge und das Blut. Er steht für mehr Energie, mediale Fähigkeiten und die Reinigung der Gedanken.
- *Vanille* (5 Jupiter) symbolisiert Liebe, Frieden, Schutz und Spiritualität.
- *Zimt* (6 Venus) wirkt antibakteriell und symbolisiert Erotik, Heilung, Kreativität, Geld und mediale Fähigkeiten.

Die Planetenkräfte in den Kräutern

Viele Kräuter können mehreren Planetenkräften gleichzeitig zugeordnet werden. Aus kosmologischer Sicht wirken die wichtigsten sieben Gestirne unseres Sonnensystems mehr oder weniger stark auf alle Gewächse. Die Kräfte kommen vor allem von den Planeten Mars (3), Merkur (4), Jupiter (5), Venus (6), Saturn (7) und den beiden für das Leben auf der Erde bedeutsamsten Himmelskörpern Sonne (1) und Mond (2). Diese Energien manifestieren sich in den Pflanzen und im feinstofflichen Menschen.

Sonnenkräfte (1): Lebenskraft, Heilung und Höheres Selbst

Pflanzen mit Sonnenkräften ziehen in die Höhe und haben gerade Stängel. Dazu gehören in erster Linie Ochsenauge, Margerite und Sonnenblume. Ihre Energien wirken herzstärkend und ermutigend auf den feinstofflichen Bereich des Herzens, der Augen und des Solarplexus.

Die Sonne ist lebenswichtig für alle Wesen, Kräuter und Pflanzen. Im New Age verändert sich auch ihre Energie. Sie wird immer stärker. Die Kräuter der Sonne profitieren am meisten davon. Augentrost heilt gereizte Augen. Auch seine planetarische Signatur ist die Sonne, die das Augenlicht ermöglicht. Johanniskraut gehört ebenso zur Sonne. Der rote Saft, der aus seinen zerdrückten Blüten kommt, galt als Blut des enthaupteten Johannes des Täufers. Der Saft und die gepunkteten Blätter werden bei Stichwunden verwendet. Weitere Sonnenkräuter sind Kamille, Ringelblume und Rosmarin.

Mondkräfte (2): Fruchtbarkeit, Intuition und Träume

»Mondpflanzen« wachsen und vergehen schnell. Sie sind wässrig, aufgedunsen wie Gurken, Melonen, milchsafthaltige Pflanzen wie Salat, Kohl, Mohn (zusätzlich 0 Pluto) und Weide. Sie wirken auf den feinstofflichen Bereich, die Sexualorgane, das Gehirn und die Fruchtbarkeit. Die Weide wächst in feuchten, sumpfigen Tälern, in denen Menschen oft Rheuma hatten. Sie hilft bei rheumatischen Beschwerden.

Die Kräuter des Mondes gelten als Frauenkräuter. Sie stärken die Intuition und die Weiblichkeit. Das sind zum Beispiel Basilikum (zusätzlich 3 Mars), Frauenmantel (Alchemilla) und Kresse.

Marskräfte (3): Antriebskraft, Mut und Motivation

Das sind Pflanzen mit Dornen und Stacheln. Viele Wundkräuter gehören zu dieser Gruppe wie Weißdorn, Zwiebeln und Knoblauch. Sie stärken den energetischen Bereich des Blutes und regen die Galle an.

Die Kräuter des Planeten Mars stärken unseren Kampfgeist, das Immunsystem und das körperliche Wohlbefinden: Basilikum (zusätzlich 2 Mond), Brennnessel, Brombeere, Hopfen, Senf und Wermut. Wegen der Stacheln und des bitteren Geschmacks ist die Mariendistel ebenso dem Mars zugeordnet.

Merkurkräfte (4): Kommunikation, Verbindung, Ideen und Wandel

Die Kräuter Merkurs schießen rasch. Dazu gehören frisch aufgehende Saat oder auch Aloe vera. Die Wirkung betrifft den feinstofflichen Bereich unseres Nervensystems.

Die Kräuter wirken sehr positiv auf Nerven und Lunge. Sie verhelfen zur inneren Mitte: Braunwurz, Fenchel (zusätzlich 0 Pluto), Lavendel, Majoran und Petersilie (zusätzlich 2 Mond). Braunwurz wird bei allen Knoten im und am Körper verwendet.

Venuskräfte (5): Schönheit, Muße, Geld und Liebe

Venus verleiht der Vegetation allgemein ihre grüne Farbe, zum Beispiel Äpfeln, Goldrute und Rosen. Die Pflanzen wirken kühl, lindernd sowie aphrodisierend auf den feinstofflichen Bereich der Nieren und Drüsen.

Die Kräuter der Venus verhelfen zur Harmonie und Selbstliebe: Anis, Beifuß, Eisenkraut, Engelwurz, Gänseblümchen, Holunder, Minze, Schafgarbe, Schlüsselblume und Veilchen. Aber auch Melisse gehört dazu. In den annähernd herzförmigen Blättern erkannten die Ahnen ein Herzmittel für Frauen (bei Beklemmungen, Schwindel und Schwermut).

Jupiterkräfte (6): Fülle, Reichtum, Glück, Expansion und Reife

Jupiter ist verantwortlich für das Reifen der Früchte. Er vertritt das süße Obst und Ölpflanzen wie Olivenbaum und Raps. Sie wirken besonders auf den feinstofflichen Bereich der Leber.

Die Kräuter Jupiters wirken kräftigend auf Geist, Körper und Seele. Sie lassen die Dinge positiver sehen: Klette, Löwenzahn, Mariendistel, Melisse, Rotklee, Salbei und Thymian. Da die Fruchtstände der Klette an Haare erinnern, wurde sie gemäß der Signaturenlehre als Haarwuchsmittel verwendet, außerdem für Kopfhautekzeme.

Saturnkräfte (7): Lehre, Struktur, Sicherheit und Strenge

Saturn trocknet die Pflanzen aus, lässt sie welken und sterben. Tannen gehören zu diesem Planeten ebenso wie himmelblau blühende Blumen. Sie wirken besonders auf die Energetik der Knochen und der Milz. Auch Rote Bete (zusätzlich 4 Merkur) und Quitten sind Saturn-Pflanzen.

Die Kräuter Saturns gleichen den Wasserhaushalt aus: Beinwell, Königskerze, Kümmel und Malve. Der Stängel des Ackerschachtelhalms trägt die Signatur der Wirbelsäule, deswegen wird das Kraut bei allen Arten von Rückenbeschwerden eingesetzt. Das Saturnkraut ist außerdem für die Knochen zuständig.

Kräuter und Sternzeichen

Bestimmte Kräuter werden auch den Sternzeichen zugeordnet. Diese Kräuter gleichen die typischen »Schwächen« unter dem jeweiligen Tierkreissymbol Geborener aus und wandeln sie in Stärken um:

- *Widder:* Estragon.
- *Stier:* Kresse.
- *Zwillinge:* Minze.
- *Krebs:* Oregano.
- *Löwe:* Basilikum.
- *Jungfrau:* Schnittlauch.
- *Waage:* Lavendel.
- *Skorpion:* Brunnenkresse.
- *Schütze:* Thymian.
- *Steinbock:* Kamille.
- *Wassermann:* Lorbeer.
- *Fische:* Salbei.

Verwenden Sie die Kräuter gemäß Ihrem Sternzeichen bevorzugt auch in Ihrer Küche. Sie werden merken, dass sie Ihnen neue Kräfte bringen und bessere Laune verleihen. Wenn man astrologisch versiert ist und diverse Aspekte seines Horoskops kennt, kann man gezielt mehrere Kräuter miteinander mischen. Doch empfiehlt es sich aus der energetischen Lehre, nicht mehr als sieben Gewürze gleichzeitig zu verwenden.

Krankheiten, Planetenzuordnung und Heilpflanzen

Auch bei gesundheitlichen Störungen (siehe das Glossar im Anhang, in dem weniger geläufige Fachbegriffe kurz erklärt werden) sollten Sie auf die bevorzugte Verwendung der richtigen Kräuter und Pflanzen nach den Planetenzuordnungen achten. Alle Erkrankungen und Heilungen werden seit Hunderten von Jahren mit Impulsen vor allem der sieben wichtigsten Himmelskörper unseres Sonnensystems assoziiert:

Erkrankungen der Sonne (1) sind Adipositas, Augenerkrankungen, Frostwunden, Grippe, Herzerkrankungen, Infektionen, Kränkungen, Lähmungen, Neurosen, Stoffwechselstörungen, Störungen des endokrinen Systems und Verbrennungen.

Heilsame Pflanzen: Adoniskraut, Aloe vera (zusätzlich 5 Jupiter), Ingwer (zusätzlich 3 Mars), Hafer (zusätzlich 5 Jupiter), Johanniskraut, Kamille, Mais, Salbei (zusätzlich 5 Jupiter), Sonnenblume, Thymian (zusätzlich 5 Jupiter) und Verbena.

Erkrankungen des Mondes (2) sind Alkoholismus, Allergien, Depressionen, Ekzeme, Epilepsie, Gicht, Krätze, Melancholie, prämenstruelles Syndrom, Rheuma, Wunden und Wurmbefall.

Heilsame Pflanzen: Gurken, Karotten (zusätzlich 4 Merkur), Portulak, Salat und Weißkohl.

Erkrankungen des Mars (3) sind Durchfall, Dysenterie (Ruhr), Erkältungen, Gangrän, Gelbsucht, Hämorrhoiden, Leber- und Lungenleiden, Migräne, Ohrenleiden, Obstipation, Radikulitis sowie Wunden.

Heilsame Pflanzen: Artischocke (zusätzlich 2 Mond), Basilikum (zusätzlich 2 Mond), Brennnessel, Koriander (zusätzlich 5 Jupiter),

Radieschen, Rote Bete (zusätzlich 4 Merkur), Schnittlauch, Pfeffer, Rettich (zusätzlich 4 Merkur), Wegerich, Knoblauch, Meerrettich (zusätzlich 4 Merkur).

Erkrankungen des Merkurs (4) sind Angstzustände, Aphasie, Fisteln, Furunkel, Gehirnerkrankungen, Geschwüre, Pickel, Schwindel und Zahnbeschwerden.

Heilsame Pflanzen: Anis, Baldrian, Erbsen (zusätzlich 1 Sonne), Isop, Klee, Pasternaken und Tomaten (zusätzlich 8 Uranus).

Erkrankungen des Jupiters (5) sind Angina, Augenleiden, Bauchspeicheldrüsenerkrankungen, Blutdruckbeschwerden, Gelenkschmerzen, Herzerkrankungen, Knochenleiden, Magen-Darm-Trakt-Beschwerden und Vergiftungen.

Heilsame Pflanzen: Jasmin, Kresse (zusätzlich 2 Mond), Löwenzahn, Minze (zusätzlich 6 Venus), Rose (zusätzlich 6 Venus), Rosmarin (zusätzlich 1 Sonne),Weizen (zusätzlich 7 Saturn) und Zitrone (zusätzlich 1 Sonne).

Erkrankungen der Venus (6) sind Beschwerden in der Menopause, Harnwegsentzündungen, Nierenleiden und Sexualerkrankungen.

Heilsame Pflanzen: Bohnen (zusätzlich 1 Sonne), Erbsen (zusätzlich 1 Sonne), (Gewürz)nelken, Patissons und Zucchini (zusätzlich 5 Jupiter).

Erkrankungen des Saturns (7) sind Demenz, Ekzeme, endokrine Erkrankungen, Hormonstörungen, ungewollte Kinderlosigkeit, Knochenbrüche, Krebs, Lymphsystemerkrankungen, Psoriasis und Sklerose.

Heilsame Pflanzen: Ackerschachtelhalm, Belladonna, Dill (zusätzlich 1 Sonne), Kartoffeln (zusätzlich 1 Sonne), Petersilie (zusätzlich 2 Mond und 4 Merkur) und Sellerie (zusätzlich 4 Merkur).

Der Planetencode und die Lebensmittel

Der Planetencode ist die Lehre der bereits erwähnten planetarischen Impulse, die auf jeden Menschen und jedes Tier sowie auf andere Erdbewohner wie Pilze, Bäume oder auch Steine wirken. Darüber habe ich bereits in einigen meiner Bücher berichtet, und am Anfang dieses Buchs fanden Sie schon eine Tabelle der Planetenimpulse, ihrer Symbolik und ihrer numerischen Zuordnung.

Jeder Mensch verfügt über bestimmte Impulse, die ihn prägen. Diese Impulse gestalten das Leben des Individuums. Sie sind beispielsweise mit dem Geburtsdatum verknüpft. Jede Zahl Ihres Geburtsdatums symbolisiert einen planetarischen Impuls und wirkt wie eine Antenne, die Sie mit dem zugeordneten Planetenprinzip verbindet.

Ebenso kann man die Lebensmittel nach dem Planetencode den einzelnen Himmelskörpern zuordnen. Jeder Mensch braucht Impulse aller zehn Gestirne, die zum Sonnensystem gehören. Doch bekommen Sie in der Regel zwischen einem und sechs Impulsen. So kann ein Energiedefizit im Körper und in der Seele entstehen. Durch Lebensmittel können Sie alle zehn planetarischen Kräfte »tanken« und den energetischen Mangel kompensieren. Essen Sie vor allem die Produkte, deren Zahlenzuordnung Ihr Geburtsdatum nicht aufweist. Jede Speise hat ihre eigenen Frequenzen, die sie aus planetarischer Sicht während des Wachstums auftankt. Achten Sie darauf, dass Sie im Lauf der Woche alle zehn Impulse durch die verschiedenen Speisen erhalten, indem Sie Ihre Menüs auch in dieser Hinsicht ausgewogen variieren.

Die Zahl 1 korrespondiert mit der Sonne

Das Zentralgestirn ist für uns der wichtigste Himmelskörper überhaupt. Die Sonne symbolisiert Macht und Tatkraft und gibt uns neue Impulse, lässt uns Neues denken und versorgt uns mit Energie. Sie verleiht uns viel Beweglichkeit und Mut. Die Sonnenprodukte sind sehr vitaminhaltig und geben Kraft und Heilung. Zur Sonne gehören:

- Bohnen,
- Borretsch,
- Dill,
- Erbsen,
- Erdbeeren,
- Hafer,
- Hülsenfrüchte,
- Kartoffeln,
- Kürbis,
- Limetten,
- Linsen,
- Mais,
- Mandarinen,
- Mangos,
- Orangen,
- Papayas,
- Paprika,
- Rapsöl,
- Rosinen,
- Rosmarin,
- Salbei,
- Spinat,
- Sprossen,
- Thymian,
- Topinambur,
- Weintrauben und
- Zitronen.

Die Zahl 2 korrespondiert mit dem Mond

Der Mond ist ein Gefühlsgestirn; anders als im Deutschen ist sein grammatisches Geschlecht deshalb in vielen Sprachen wie seine Göttin Luna feminin. Da der Mond die Erde umkreist, entsteht der zyklische Wechsel der Mondphasen. Der Erdtrabant unterstützt unseren Ätherkörper und regiert unseren Brustkorb und unsere Intuition. Er ist ein Himmelskörper des Unterbewussten und gibt uns neue Impulse aus der Seele. Die »Mondprodukte« sind die wahren »Psyche-Stärker«. Sie regeln zudem den Schlaf. Zum Mond gehören:

- Artischocken,
- Bananen,
- Basilikum,
- Buttermilch,
- Crevetten,
- Eier,
- Gurken,
- Joghurt,
- Karotten,
- Kefir,
- Kohl,
- Kresse,
- Melonen,
- Milch,
- Milcherzeugnisse,
- Molke,
- Muskat,
- Petersilie,
- Pimpernelle,
- Portulak,
- Rucola (Rauke) und
- Salat (grüner).

Die Zahl 3 korrespondiert mit Mars

Der Rote Planet symbolisiert die Umsetzung des Geplanten. Er bringt Sicherheit und gibt uns Kraft zum Kämpfen. Der Mars-Impuls ist die Energie, die alles zündet! Mars treibt jegliche Spannungen zur Explosion. Er bringt sämtliche Prozesse in Gang. Dies ist die Grundenergie, aus der aller Antrieb kommt. Ohne sie gäbe es nichts auf dieser Welt. Er unterstützt den menschlichen Ätherkörper und gibt uns Power aus den alten Zeiten. Die Marsprodukte sind also für mehr Antriebskraft zuständig. Zu Mars gehören:

- Ahornsirup,
- Artischocken,
- Bärlauch,
- Basilikum,
- Beeren (diverse),
- Chili,
- Feigen,
- Fleisch,
- Heringe,
- Ingwer,
- Kaki,
- Knoblauch,
- Koriander,
- Meerrettich,
- Obst (verschiedenes),
- Pfeffer,
- Physalis,
- Radieschen,
- Rettich,
- Rote Bete,
- Sauerampfer,
- Schalotten,
- Schnittlauch,
- Senf,
- Wassermelone und
- Zwiebeln.

Die Zahl 4 korrespondiert mit Merkur

Merkur trägt männliche und weibliche Prinzipien gleichzeitig. Er gibt uns Sicherheit im Materiellen und steht für die Vermittlung zwischen den Welten. Er verleiht uns Unterscheidungsfähigkeit und Geschicklichkeit. Genau daher kommen unsere Vernunft und unsere Lebendigkeit. Die Themen Merkurs sind vielfältig. Diesem Urprinzip obliegt die Aufgabe, die Lebensfähigkeit zu erhalten, das Wollen dem Können anzugleichen. Die Merkurprodukte sind gut für das Gehirn, die Nerven und die Beweglichkeit. Zu Merkur gehören:

- Anis,
- Brokkoli,
- Buchweizen,
- Curry,
- Erbsen,
- Fenchel,
- Gerste,
- Karotten,

- Kurkuma,
- Majoran,
- Meerrettich,
- Pasternaken,
- Petersilie,
- Pflaumen,
- Rettich,
- Rote Bete,
- Rüben,
- Schokolade,
- Sellerie,
- Tomaten und
- Wurzelgemüse.

Die Zahl 5 korrespondiert mit Jupiter

Jupiter ist der größte Planet des Sonnensystems, sein Durchmesser ist etwa elfmal so groß wie der unserer Erde. Es handelt sich um eine Art Planetensystem. Jupiter ist ein männlicher Planet und verleiht uns Mut und Umsetzungskraft. Er steht für Wachstum, Glück, Glauben und Expansion. Er gibt uns Kraft zur geistigen Entwicklung. Die Themen Jupiters sind spirituell. Was tun Sie für sich selbst, und was tun Sie für andere? Jupiter hat das Prinzip des Verständnisses. Er ermöglicht die Ausdehnung des Geistes. Jupiterprodukte sind »Glücklichmacher«. Zu Jupiter gehören:

- Aloe vera,
- Auberginen,
- Avocados,
- Bohnen,
- Estragon,
- Fisch,
- Gewürznelken,
- Hafer,
- Hülsenfrüchte,
- Koriander,
- Kresse,
- Mangold,
- Minze,
- Oregano,
- Patissons,
- Rosenblätter,
- Rosmarin,
- Salbei,

- Selleriestangen,
- Thymian,
- Vanille,
- Wasser,
- Weizen,
- Zitronen und
- Zucchini.

Die Zahl 6 korrespondiert mit Venus

Venus ist *der* Liebesplanet schlechthin. Sie regiert die weibliche Seite unserer Psyche, unterstützt unser Dasein und regiert unseren Kopf wie auch das Herz. Sie ist ein intellektueller Planet und gibt uns neue Impulse, die aus dem Herzen heraus kommen. Dieses Urprinzip funktioniert wie ein Behältnis, in dem unkontrollierte Energie bewahrt wird. Venus bringt Sicherheit. Sie sorgt für einen Ausgleich und öffnet die Welt des Geistes mit dem Anspruch von Liebe. Die Venusprodukte wirken beruhigend und machen schön. Zu Venus gehören:

- Äpfel,
- Birnen,
- Bohnen,
- Datteln,
- Erbsen,
- Feldsalat,
- Gurken (saure),
- Himbeeren,
- Honig,
- Minze,
- Patissons,
- Rosenblätter,
- Safran,
- Zimt und
- Zucchini.

Die Zahl 7 korrespondiert mit Saturn

Saturn ist ein karmischer Planet. Er ist männlich und gibt uns Kraft aus unseren Vorleben. Er kann eine Prüfung für uns bedeuten, schützt uns aber gleichzeitig vor falschen Entscheidungen. Er erklärt die Ursachen und Folgen von Phänomenen und Entscheidungen. Saturn lässt uns reifen. Er bringt neue Struktur und Stabilität durch Verpflichtungen in unser Leben. Es geht um Konzentration. Maßstäbe werden herauskristallisiert. Saturn unterstützt unser Dasein und regiert unseren Kopf. Seine Themen sind »Geradlinigkeit«, »Geduld« und »Ausdauer«. Die Saturnprodukte erden uns gut und bringen Struktur. Sie stärken Knochen und Milz. Zu Saturn gehören:

- Butter,
- Dill,
- Essig,
- Kartoffeln,
- Krebsfleisch,
- Kümmel,
- Mayonnaise,
- Petersilie,
- Pilze,
- Rahm,
- Rote Bete,
- Salz,
- Sellerie,
- Trüffel und
- alle Weizenerzeugnisse (Körner, Brot, Nudeln und so weiter).

Die Zahl 8 korrespondiert mit Uranus

Uranus ist der Planet der Freiheit und wie Saturn auch ein karmischer Planet der Ordnung und der Festigkeit. Uranus steht für persönliche Erneuerung. Er macht unabhängig und eröffnet uns neue Möglichkeiten im Beruf und in der Liebe. Seine Impulse bewegen die Materie sowie die Gedanken und Gefühle. Themen Uranus' sind »Entpolarisierung« und »Die Erfahrung des Weges zum Himmel«. Hier werden alle Unterschiede aufgehoben, »gleichgültig« gemacht. Er durchbricht jede Norm, jede überholte Gesetzmäßigkeit. Die Uranusprodukte wirken gegen karmische Belastung und lockern unseren Körper. Zu Uranus gehören:

- Glasnudeln,
- Granatäpfel,
- Innereien,
- Kakao,
- Kaviar,
- Ketchup,
- Kiwis,
- Liköre,
- Pinienkerne,
- Reis,
- Tomaten und
- Weine.

Die Zahl 9 korrespondiert mit Neptun

Neptun ist ein mystischer Planet. Er ist verantwortlich für Wandlungsvorgänge in unserem Leben und gilt als »Intuitionsplanet«. Er bringt Änderungen in unser Dasein, verleiht uns Mitgefühl und verhilft uns zur Selbstliebe. Schwerpunkte Neptuns sind, sich zu enthemmen und Grenzen zu sprengen. Die Neptunprodukte machen uns locker und fröhlich. Zu Neptun gehören:

- Ananas,
- grüner Tee,
- Kapern,
- Kokosnüsse,
- Kokosöl und -milch,
- Leinsamen,
- Meeresfrüchte,
- Oliven,
- Olivenöl,
- Sahne,
- Salatöle,
- Schmand und Soja.

Die Zahl 0 korrespondiert mit Pluto

Pluto, dem im Jahr 2006 die umstrittene Degradierung zum »Zwergplaneten« widerfuhr, steht für das Karma und in erster Linie für die Erneuerung. Er bringt Wandlung und Transformation in unser Leben. Er repräsentiert das Prinzip der Zerstörung alter Muster, gibt uns Unterstützung aus unseren Vorleben und verleiht uns leidenschaftliches Interesse an den geheimnisvollen Seiten des Daseins. Der Plan, die Idee, das Leitbild – all das ist eine unwiderrufliche Verpflichtung. Dieses Prinzip ermöglicht die Geburt des reinen Geistes. Pluto gibt Auskunft über den Zeitgeist und zeigt die Vorstellungen und Leitbilder einer ganzen Generation an. Die Plutoprodukte schärfen die Intuition und helfen, unseren Körper zu verstehen. Zu Pluto gehören:

- Algen,
- Fenchel,
- Hefe,
- Kaffee,
- Käse,
- Marzipan,
- Mohn,
- Nüsse,
- Quecken,
- schwarzer Tee,
- Spirituosen und
- Zucker.

Detox: Entgiften und abnehmen nach dem Planetencode

Schamanen und Vetucha-Heiler (siehe Vorwort) sagen, dass vor jeder Heilung eine körperliche und seelische Reinigung stattfinden soll. Dann erst kann eine Erkrankung wirklich kuriert werden. Eine Reinigung des Körpers ist die Befreiung von schädlichen Stoffen wie

Toxinen (nach dem griechischen *toxikón* für »Gift«). Man nennt diese Reinigung »Detox« (als Kurzform des gleichbedeutenden Fachbegriffs »Detoxifikation«) oder »Entgiftung«. Wer solche Maßnahmen ergreift, fördert schon damit seine Gesundheit auf allen Ebenen, vor allem auch der Seele.

Zu einer gesunden Ernährung gehört aber auch der gezielte Verzicht auf derartige Krankmacher im Vorhinein. Sie sollten einiges, was Ihnen schaden kann, erst gar nicht auf Ihren Speiseplan setzen oder den Verzehr derartiger Produkte stark einschränken. So tragen Sie entscheidend dazu bei, fit zu bleiben. Dass einige Nahrungsmittel, im Übermaß verzehrt, krank machen können, habe ich bereits in meinem Buch *Vetucha-Heilung* erwähnt. Zu solchen Produkten zählen vor allem Kuhmilch, Weißmehl, weißer Zucker, Schweinefleisch und raffiniertes Salz. Für diese Erzeugnisse gibt es jedoch Alternativen. Wenn Sie zum Beispiel auf Kuhmilch verzichten, können Sie sie durch Ziegenmilch ersetzen. Statt Weißmehl können Sie Roggenmehl verwenden. Den weißen raffinierten Zucker können Sie durch braunen Vollrohr- beziehungsweise Rohrohrzucker ersetzen. Dasselbe gilt für das raffinierte Salz. Nehmen Sie stattdessen Natursalz, also Himalaja-, Meer- oder Steinsalz.

Schweinefleisch esse ich persönlich seit Jahren nicht mehr. Es braucht viel Energie, um verdaut zu werden. Eine gesunde Alternative sind Rind- und Lammfleisch oder Geflügel, natürlich aus artgerechter Aufzucht und in Maßen genossen. In meiner ursprünglichen Heimat Usbekistan wie auch an vielen anderen Orten auf der Welt sagt man sogar, dass Schweinefleisch »unsauber« ist, unter anderem, weil es uns übersäuert und zu lange verdaut wird. Dort verzehrt man hauptsächlich Lamm- oder Rindfleisch.

Die Luftverschmutzung, denaturierte Lebens- wie auch »Genuss«mittel und Getränke sowie unser zivilisationsbedingt ungesunder Lebensstil sorgen dafür, dass sich im Körper vermehrt schädliche Substanzen ansammeln, deren sich der Organismus nicht mehr auf natürliche Weise entledigen kann. Somit ist es also nach wie vor wichtig, besondere Maßnahmen zu ergreifen, um uns regelmäßig zu entgiften.

Auch wenn man sich zum Beispiel das Rauchen abgewöhnen will, fällt es viel leichter, wenn man zuvor eine Entgiftung durchgeführt hat. »Detox« ist jedoch ein Muss für jeden – sogar für gesunde Menschen und für Nichtraucher. Darüber habe ich schon in anderen Büchern berichtet. Nun verrate ich Ihnen, was ich diesbezüglich selbst unternehme, um meinen Körper und meinen Geist stets fit zu halten. So verlieren wir Fett, reinigen uns auf der zellulären Ebene, beseitigen Ablagerungen und Gifte und verschieben den pH-Wert unseres Bluts in Richtung basisch. Wie gesagt können bestimmte Krankheitserreger im Basischen nicht überleben. Das bedeutet in erster Linie, dass unser Blut basischer werden muss.

Was brauchen Sie zum Entgiften? Neben bestimmten Informationen und einer gewissen Konsequenz benötigen Sie etwas Zeit und Ausdauer … genau gesagt sind das drei bis vier Wochen im Jahr. Und folgende Lebensmittel (die Rezepte werden im Anschluss beschrieben):

- Für die ersten fünf Tage brauchen Sie verschiedene *Obst- und Gemüsesorten beziehungsweise Salate für Säfte*.
- Für die zwei nächsten Tage brauchen Sie *Obst und Leinsamen für Smoothies*.
- Für weitere sieben Tage brauchen Sie *Buchweizen*.
- Für die darauffolgenden sieben Tage brauchen Sie *frische Gurken*.
- Und in den letzten vier Tagen essen Sie *basische Gerichte*.

Zur Mineralergänzung können Sie (Luvos-)Heilerde (aus der Drogerie oder Apotheke) nehmen. 1 Esslöffel Heilerde am Tag reicht aus. Zusätzlich könnte Spirulina-Pulver (Algen) eingenommen werden. 3 Esslöffel täglich genügen. Auch Magnesium und eine Vitamin-B-Komplex-Tablette wirken unterstützend. Wenn Sie etwas salzen möchten (zum Beispiel die Säfte), nehmen Sie ausschließlich das natürliche Himalaja-, Meer- oder Steinsalz.

Zusätzlich brauchen Sie täglich 3 bis 4 Liter Wasser, das Sie über den Tag verteilt zu sich nehmen. Gleich nach dem Aufstehen trinken Sie einen halben Liter Wasser mit dem Saft einer halben Zitrone. Das macht Sie basischer.

Zur besseren Entgiftung und Reinigung des Darms empfehlen sich in den ersten fünf Tagen Einläufe mit lauwarmem Wasser oder Mini-Einläufe (in kleinen Tuben) aus der Apotheke. Sollten Sie diese nicht mögen, machen Sie nur einen am ersten Tag. Zusätzlich sollten Sie sich eine Stunde täglich forsch bewegen. Machen Sie einen flotten Spaziergang, oder gehen Sie ins Fitnessstudio.

Rezepte für die Detox-Säfte

Tage 1 bis 5

Jeder Saft versorgt Sie mit mehreren Planetenimpulsen, die Sie täglich brauchen. Die angegebenen Mengen reichen jeweils für 1 Person (etwa 700 Milliliter Saft pro Mahlzeit). Fangen wir mit den ersten fünf Tagen an. Für den Detox-Start brauchen Sie folgende Gemüse- und Obstsorten:

- Äpfel (6 Venus),
- Gurken (2 Mond),
- Ingwer (3 Mars),
- Karotten (4 Merkur),

- Koriander (5 Jupiter),
- Limetten (1 Sonne),
- Mangold (5 Jupiter),
- Petersilie (4 Merkur und 2 Mond),
- Rote Bete (4 Merkur),
- Rucola (2 Mond),
- Salate (2 Mond),
- Selleriestangen (5 Jupiter) oder -knollen (4 Merkur),
- Spinat (1 Sonne),
- Sprossen (1 Sonne),
- Tomaten (8 Uranus),
- eine kleine Wassermelone (3 Mars),
- Weißkohlköpfe (2 Mond) und
- Zitronen (1 Sonne).

Aus dem Gemüse werden täglich drei verschiedene Säfte mittels einer Saftpresse hergestellt (keine Smoothies). Diese sollten unmittelbar vor dem Verzehr gepresst werden, da sich die Molekularstruktur der Säfte schnell verändert. Produzieren Sie also nicht auf Vorrat! Die Wirkung der Entgiftung basiert auf dem Alkalischen (Basischen) und dessen molekularer Struktur. Die Moleküle der frischgepressten Säfte ähneln dem Körperwasser, aber nur in den ersten zwei, drei Stunden. Danach verändert sich der Saft und zeitigt weniger Wirkung. Die Säfte werden statt der Mahlzeiten eingenommen. Jeder Saft sollte mit 50 bis 80 Milliliter Wasser pro Portion verdünnt werden.

Tag 1

Getränk 1

1 Gurke (2 Mond)
5 Stangen Sellerie (5 Jupiter) oder ½ Knolle (4 Merkur)
¼ Weißkohl (2 Mond)
1 Rote Bete (4 Merkur)
½ Limette (1 Sonne)

Getränk 2
1 Gurke (2 Mond)
¼ Weißkohl (2 Mond)
3 Karotten (4 Merkur)
1 Salat (2 Mond)
1 Bund Petersilie (4 Merkur und 2 Mond)
1 Scheibe Ingwer (3 Mars)

Getränk 3
1 Gurke (2 Mond)
10 Stangen Sellerie (5 Jupiter) oder 1 Knolle (4 Merkur)
2 Tomaten (8 Uranus)
½ Weißkohl (2 Mond)

Tag 2
Getränk 1
1 Gurke (2 Mond)
10 Stangen Sellerie (5 Jupiter) oder 1 Knolle (4 Merkur)
1 Tomate (8 Uranus)
2 Handvoll Spinat (1 Sonne)
1 Handvoll Sprossen (1 Sonne)
1 Bund Petersilie (4 Merkur und 2 Mond)
1 Scheibe Ingwer (3 Mars)
½ Limette (1 Sonne)

Getränk 2
1 Gurke (2 Mond)
10 Stangen Sellerie (5 Jupiter) oder 1 Knolle (4 Merkur)
1 Rote Bete (4 Merkur)
4 Karotten (4 Merkur)

1 Bund Mangold (5 Jupiter)
½ Zitrone (1 Sonne)

Getränk 3
2 Gurken (2 Mond)
5 Stangen Sellerie (5 Jupiter) oder ½ Knolle (4 Merkur)
1 Apfel (6 Venus)
½ Zitrone (1 Sonne)

Tag 3
Getränk 1
1 Gurke (2 Mond)
1 Bund Mangold (5 Jupiter)
½ Wassermelone (3 Mars)

Getränk 2
¼ Weißkohl (2 Mond)
6 Karotten (4 Merkur)
1 Salat (2 Mond)
1 Handvoll Sprossen (1 Sonne)
1 Handvoll Rucola (2 Mond)
1 Bund Koriander (5 Jupiter)
½ Limette (1 Sonne)

Getränk 3
1 Gurke (2 Mond)
2 Äpfel (6 Venus)
½ Zitrone (1 Sonne)

Tag 4

Getränk 1

1 Gurke (2 Mond)
5 Stangen Sellerie (5 Jupiter) oder ½ Knolle (4 Merkur)
¼ Weißkohl (2 Mond)
1 Rote Bete (4 Merkur)
½ Limette (1 Sonne)

Getränk 2

1 Gurke (2 Mond)
¼ Weißkohl (2 Mond)
3 Karotten (4 Merkur)
1 Salat (2 Mond)
1 Bund Petersilie (4 Merkur und 2 Mond)
1 Scheibe Ingwer (3 Mars)
½ Zitrone (1 Sonne)

Getränk 3

1 Gurke (2 Mond)
10 Stangen Sellerie (5 Jupiter) oder 1 Knolle (4 Merkur)
2 Tomaten (8 Uranus)
¼ Weißkohl (2 Mond)

Tag 5

Getränk 1

1 Gurke (2 Mond)
10 Stangen Sellerie (5 Jupiter) oder 1 Knolle (4 Merkur)
1 Tomate (8 Uranus)
2 Handvoll Spinat (1 Sonne)
1 Handvoll Sprossen (1 Sonne)

1 Bund Petersilie (4 Merkur und 2 Mond)
1 Scheibe Ingwer (3 Mars)
½ Limette (1 Sonne)

Getränk 2
¼ Weißkohl (2 Mond)
6 Karotten (4 Merkur)
1 Salat (2 Mond)
1 Handvoll Sprossen (1 Sonne)
1 Handvoll Rucola (2 Mond)
1 Bund Koriander (5 Jupiter)
½ Limette (1 Sonne)

Getränk 3
1 Gurke (2 Mond)
¼ Kohl (2 Mond) oder 1 Bund Mangold (5 Jupiter)
½ Wassermelone (3 Mars)

Sie können die Zutaten jedoch auch anders vermischen. Gehen Sie nach Ihrem Gefühl. Alle oben stehenden Gemüsesorten machen Sie basisch.

Rezepte für die Detox-Smoothies

Tage 6 und 7
Nach der Grundreinigung können Sie auf Smoothies umsteigen. Dazu geben Sie alle Zutaten in einen Hochleistungsmixer und pürieren sie fein. Die angegebenen Mengen reichen jeweils für 1 Person.

In den nächsten zwei Tagen trinken Sie täglich Smoothies mit Leinsamen, um den Darm noch besser zu reinigen. Sie brauchen:

- Äpfel (6 Venus),
- Bananen (2 Mond),
- Erdbeeren (1 Sonne),
- Erdnussbutter (0 Pluto),
- Feigen (3 Mars),
- Haselnüsse (0 Pluto),
- Himbeeren (6 Venus),
- Honig (6 Venus),
- Karotten (4 Merkur),
- Kefir (2 Mond),
- Kiwis (8 Uranus),
- Leinsamen (9 Neptun),
- Mandeln (0 Pluto),
- Milch (2 Mond),
- Orangen (1 Sonne),
- Spinat (1 Sonne) und
- eine Zitrone (1 Sonne)

Hier sind die Zutaten für vier verschiedene Smoothies mit Leinsamen (Sie trinken jeden Tag dieselben Smoothies):

Smoothie 1
1 Banane
1 Orange
1 EL fein gemahlene Mandeln
2 Feigen
100 ml Wasser
1 Karotte
2 EL Leinsamen

Smoothie 2
100 g Himbeeren
1 Apfel
1 Karotte
1 Banane

½ Zitrone
1 EL Leinsamen

Smoothie 3
2 Kiwis
1 Banane
1 Karotte
1 Apfel
1 Orange
1 EL fein gemahlene Haselnüsse
½ Zitrone
1 EL Leinsamen

Smoothie 4
150 ml Kefir
1 TL Honig
150 ml Milch
1 Karotte
1 EL Erdnussbutter
100 g Spinat
1 Banane
5 Erdbeeren
1 TL Leinsamen

Detox mit Buchweizen

Tage 8 bis 14
Für weitere sieben Tagen brauchen Sie 1400 Gramm Buchweizen (täglich 200 Gramm). Begießen Sie 200 Gramm Buchweizen abends

in einem Topf mit kochend heißem Wasser, und decken Sie den Topf zu. Lassen Sie den Buchweizen bis in die frühen Morgenstunden ziehen. Der Buchweizen ist danach wie gekocht und kann verzehrt werden. Essen Sie diese Menge über den Tag verteilt, so viel Sie möchten. Nachsalzen mit Steinsalz und anderen Gewürzen ist erlaubt. Sie können den Brei auch warm machen.

Detox mit Gurken

Tage 15 bis 21

Nach dieser Zeit sind Sie gereinigt und können die sogenannte Nach-Detox-Woche beginnen. Für weitere sieben Tagen brauchen Sie frische Gurken. Sie essen quasi wie gewöhnlich Ihre Speisen, doch nehmen Sie gesalzene Gurken als Beilage zu jeder Mahlzeit. Dazu brauchen Sie frische Gurken, die Sie im Salzwasser mit Kräutern aufsetzen. Für drei Tage nehmen Sie etwa 2 Kilogramm Gurken. Diese legen Sie ungeschält, in drei Teile geschnitten, in einen Topf hinein und begießen sie mit 2 Liter kaltem Wasser. Geben Sie dazu 2 EL Salz und Gewürze nach Geschmack, Knoblauch, Dill oder auch Petersilie, Senfkörner, Oregano und ein Lorbeerblatt. Nachdem sie 12 Stunden gezogen haben, essen Sie diese Gurken als Beilage zu jeder Mahlzeit. Diese Speise macht Ihren Körper ebenso basisch. Lassen Sie in der Woche Weißmehlprodukte weg, sie übersäuern zu stark.

Basische Gerichte zur Entgiftung

Tage 22 bis 25

Für die letzten vier Tage Ihrer Detox-Maßnahme bereiten Sie basische Gerichte zu. Die angegebenen Mengen reichen jeweils für 2 Personen. Dafür brauchen Sie folgende Zutaten:

- Äpfel (6 Venus),
- eine Artischocke (2 Mond),
- Bohnen (5 Jupiter und 1 Sonne),
- Dill (1 Sonne),
- Fisch (5 Jupiter),
- Gurken (2 Mond),
- Hackfleisch (3 Mars),
- Ingwer (3 Mars),
- Karotten (4 Merkur),
- Kartoffeln (1 Sonne),
- Knoblauch (3 Mars),
- Kokosraspeln (9 Neptun),
- (Hokkaido-)Kürbis (1 Sonne),
- Kurkuma (4 Merkur),
- Lauchstangen (3 Mars),
- Limette (1 Sonne),
- Mandelraspeln (0 Pluto),
- Mangold (5 Jupiter),
- Meerrettich (4 Merkur),
- Milch (2 Mond),
- Olivenöl (9 Neptun),
- Orangen (1 Sonne),
- Paprikaschoten (1 Sonne),
- Petersilie (4 Merkur und 2 Mond),
- Pfirsiche oder Pflaumen (4 Merkur),
- Pilze (7 Saturn),
- Putenfleisch (3 Mars),
- Quark (2 Mond),
- Rote Bete (4 Merkur),
- Salatblätter (2 Mond),
- Salz (7 Saturn) und Pfeffer (3 Mars),
- Sellerie (4 Merkur),
- Tomaten (8 Uranus),
- Weißkohl (2 Mond),
- Zitronen (1 Sonne),
- Zucchini (5 Jupiter) und
- Zwiebeln (3 Mars).

Trinken Sie morgens stets ½ Liter Wasser mit etwas Zitronensaft. Frühstücken Sie wie gewöhnlich. Kochen Sie zum Mittag- und Abendessen die folgenden Gerichte.

Tag 1

Suppe

½ l Milch

50 ml Wasser

4 Kartoffeln in Scheiben geschnitten

2 Zwiebeln in Ringe geschnitten

Ein paar Lauchringe und Dill zum Garnieren

- Schneiden Sie alle Zutaten klein und kochen Sie sie außer dem Lauch und dem Dill 20 Minuten in Milch und Wasser.

Ragout

½ Weißkohl

Ingwer nach Geschmack

1 Zwiebel

1 Paprikaschote

Petersilie nach Geschmack

1 Lauch

1 Zucchino

Eventuell 100 g Putenfleisch

1 EL Öl

- Schneiden Sie alles klein, geben Sie es in die erhitzte geölte Pfanne, und garen Sie es bei niedriger Flamme etwa 25 Minuten lang.

Küchentipp

Damit Öl in der Pfanne nicht spritzt, geben Sie zuvor eine Prise Salz auf die heiße Pfanne.

Tag 2

Suppe

2 Rote Bete
2 klein geschnittene getrocknete Pfirsiche oder Pflaumen
3 Karotten
1 Meerrettich
1 geraspelte Orangenschale
Saft von 2 Orangen
¼ Weißkohl
300 ml Wasser

- Schneiden Sie alle Zutaten klein und kochen Sie sie 25 Minuten im Wasser.

Ragout

1 Sellerieknolle
2 Karotten
1 Apfel
1 Zitronenschale
Petersilie nach Geschmack
Kurkuma nach Geschmack
1 Bund Mangold
1 EL fein gemahlene Mandeln

- Schneiden Sie alles klein. Garen Sie die Zutaten 15 Minuten mit etwas Wasser ohne Öl in einer Pfanne.

Tag 3

Salat

2 in Scheiben geschnittene Gurken

Dill

Zitronensaft, Salz, Pfeffer nach Geschmack

- Mischen Sie alle Zutaten und lassen Sie den Salat ½ Stunde ziehen.

Suppe

¼ Weißkohl

¼ Kürbis

1 Tomate

Ingwer nach Geschmack

1 Zwiebel

Petersilie nach Geschmack

1 Paprika

1 EL Olivenöl

300 ml Wasser

- Schneiden Sie alle Zutaten klein. Kochen Sie die Suppe ½ Stunde lang.

Tag 4

Suppe

2 Karotten

200 g grüne Bohnen

1 Tomate

Saft von ½ Limette

1 EL Olivenöl

1 Lauchstange

1 EL Kokosraspeln

1 Knoblauchzehe
1 Artischocke
300 ml Wasser
Eventuell ¼ Kürbis

- Schneiden Sie alle Zutaten klein und kochen Sie die Suppe 25 Minuten lang.

Alternative Suppe …
1 Zwiebel
2 Karotten
1 Lauchstange
1 Tomate
1 Zucchino
100 g Pilze
1 EL Olivenöl
Kräuter nach Geschmack
2 Kartoffeln
1 EL fein gemahlene Mandeln
300 ml Wasser

- Schneiden Sie alle Zutaten klein. Kochen Sie die Suppe 20 Minuten.

… oder Salat
1 Sellerieknolle
5 klein gehackte Salatblätter
Dill nach Geschmack
Petersilie nach Geschmack
1 EL Olivenöl

- Reiben Sie die Sellerieknolle. Geben Sie dazu klein gehackten Salat, Dill und Petersilie. Gießen Sie das Öl darüber.

Weitere Hinweise

- Alle Speisen können mit vollwertigem Salz und Pfeffer gewürzt werden.
- Trinken Sie Kräutertees (keinen grünen oder schwarzen Tee), außerdem bis zu 3 Liter Wasser täglich.
- Nehmen Sie keinen Alkohol zu sich!
- Essen Sie jeden Abend zwei Grapefruits.
- Während der Detox-Wochen nimmt jeder Mensch etwas ab. Bei Übergewicht sind das etwa 5 bis 12 Kilogramm, bei normalem Gewicht sind es nur ein paar Pfunde.
- Wenn Sie sich danach das Rauchen abgewöhnen möchten, essen Sie eine Woche lang täglich frische Möhren. Essen Sie bei Bedarf so viele Karottenhälften, wie Sie Zigaretten geraucht haben. Dieses Gemüse unterstützt Ihren Körper mit Karotin, und Ihr Gehirn wird dabei etwas »ausgetrickst« (statt des Glimmstängels haben Sie immer noch etwas »in der Hand«, was der Gesundheit aber wesentlich zuträglicher ist ...).

Basische Lebensmittel zur Entsäuerung des Körpers

Soeben haben wir erfahren, mit welchen basischen Gerichten wir für eine Entgiftung unseres Körpers sorgen können. Doch wie bringen wir den pH-Wert unseres Körpers allgemein ins Gleichgewicht?

Der pH-Wert

Der pH-Wert beschreibt den sauren oder basischen Charakter einer wässrigen Lösung. Der Buchstabe p wurde willkürlich als Index für die zu messende Lösung gewählt, das H als Symbol für die Wasserstoff-Ionen.

Der pH-Wert 1 steht für sehr »Saures«, etwa Magensäure (nüchtern), menschlicher Speichel zum Beispiel liegt beim pH-Wert 6,5 bis 7,4 und ist sauer bis alkalisch (basisch), reines Wasser (pH-Wert 7,0) ist neutral, und Natronlauge (pH-Wert 13,5 bis 14) ist sehr basisch.

Der entscheidende Punkt, den Körper zu entsäuern, liegt darin, seinen pH-Wert auf einen idealen Stand einzupendeln. Um dies zu erreichen, müssen Sie das korrekte Gleichgewicht einer basischen und säurebildenden Ernährung finden. Eine solche Ernährung sollte aus mindestens 70 bis 75 Prozent basischen Lebensmitteln bestehen, zum Beispiel Gemüse, und nie mehr als aus 25 Prozent säurebildenden Lebensmitteln.

Basische Lebensmittel sind vor allem Gemüse wie frische Gurken, Sellerie oder auch Sprossen. Ebenfalls basische Wirkung haben Früchte wie Limetten, Tomaten und Avocados, Mandeln oder auch das Olivenöl.

Säurebildende Lebensmittel sind alle Arten von Fleisch, Geflügel, Fisch und Meeresfrüchte. Eine säurebildende Wirkung haben ebenfalls Milchprodukte, Eier, Hefeprodukte, einige Nusssorten, Süßigkeiten und Alkohol, kohlensäurehaltige Getränke, Kaffee und schwarzer Tee.

Einen Anhaltspunkt, welche Lebensmittel sich auf Ihr Säure-Basen-Gleichgewicht auswirken, finden Sie in der hier wiedergegebenen Tabelle.

Basische und säurebildende Lebensmittel

Die Tabelle zeigt beispielhaft, welche Lebensmittel eine eher basische beziehungsweise säurebildende Wirkung auf Ihren Organismus haben.

Überwiegend basische Lebensmittel (empfehlenswert)

Gemüse und Salat etc.
Blumenkohl
Bohnen, grüne
Chiasamen
Erbsen, frisch und getrocknet
Feldsalat
Gerstengras
Gurken, frische
Knoblauch
Kopfsalat
Lauch
Löwenzahn
Rhabarber
Rosenkohl
Rotkohl
Sauerampfer
Schnittlauch
Sellerie
Sojasprossen
Spargel
Spinat
Weißkohl
Wirsingkohl
Zucchini
Zwiebeln

Wurzelgemüse
Kartoffeln
Kohlrabi
Meerrettich
Möhren (Karotten)
Rettich, weißer
Steckrüben

Früchte
Avocados
Limetten
Zitronen

Getreide und Hülsenfrüchte (-Erzeugnisse)
Dinkel

Hirse
Linsen
Sojabohnen
Sojamehl
Sojanüsse
Tofu

Nüsse
Mandeln
Paranüsse

Samen und Kerne
Fenchelsamen
Kreuzkümmel
Kürbiskerne
Leinsamen
Sesam
Sonnenblumenkerne
Weizenkerne

Fette (frische, kaltgepresste Öle)
Leinsamenöl
Olivenöl

Basische bis saure Lebensmittel (dosiert verwendbar)

Fisch
Süßwasserfisch

Früchte
Ananas
Aprikosen
Bananen
Birnen
Datteln
Erdbeeren
Grapefruits
Hagebutten
Heidelbeeren
Himbeeren
Honigmelonen
Johannisbeeren
Kirschen
Kokosnüsse
Mandarinen
Mangos
Orangen
Papayas
Pfirsiche
Pflaumen
Trauben
Wassermelonen

Nüsse
Haselnüsse
Macadamianüsse
Walnüsse

Fette
Rapsöl

Saure Lebensmittel (eher selten zu verwenden)

Fleisch(produkte), Geflügel und Fisch
Austern
Eier
Hühnchen
Kalb
Leber
Meeresfisch
Rind
Schwein

Milch(produkte)
Hartkäse
Milch
Quark
Sahne

Brot, Gebäck
Gebäck
Roggenbrot
Vollkornbrot
Weißbrot

Nüsse
Cashewnüsse
Erdnüsse
Pistazien

Fette
Butter
Margarine

Süßigkeiten
Fructose
Honig
Milchzucker
Rübenzucker
Schokolade
Süßstoffe, künstliche
Zucker(rohrsaft)

Würzmittel
Essig
Ketchup
Mayonnaise

Senf
Sojasoße

Getränke
Bier
Fruchtsaft
Kaffee
Spirituosen
Tee (schwarzer)
Wein

Quelle: diverse

Wenn Sie – aus welchem Grund auch immer – saure Lebens- oder Genussmittel wie die folgenden zu sich nehmen möchten, sollten Sie sie zur besseren Verträglichkeit stets mit Basenspendern kombinieren:

- Alkohol,
- Essig, Ketchup, Sauerkonserven, Senf,
- Fette (raffinierte) und Öle, auch Margarine und Salatöle,
- Fisch und Schalentiere,
- Fleisch(produkte),
- Getreide und Getreideprodukte wie Brot und anderes Gebäck, Dinkel, Pasta, Pizza, Reis sowie Vollkornprodukte,
- Hülsenfrüchte,
- Kaffee, auch Getreide- und koffeinfreier Kaffee,
- kohlensäurehaltige Getränke,
- Milcherzeugnisse, auch fettarme,
- Nüsse außer Mandeln,
- Spargel, Rosenkohl, Artischocken,
- Tee (schwarzer),
- Zucker und Süßigkeiten allgemein, einschließlich Honig und Speiseeis.

Aktuelle Erkenntnisse

zu Darmgesundheit, Mikrobiom und Säure-Basen-Balance

An dieser Stelle möchte ich nun noch ein paar Worte über Mikroorganismen sagen. Denn seit relativ kurzer Zeit gibt es revolutionäre Erkenntnisse in der Forschung, was Bakterien, Pilze und so weiter betrifft. Diese Entdeckungen geben vielem, was bislang als Erfahrungswissen galt – also heilenergetischen und ganzheitlichen (holistischen) Konzepten, wie sie in diesem Buch dargestellt sind –, eine ganz neue wissenschaftliche Grundlage.

Kein Leben ohne Mikroorganismen

Die mit bloßem Auge nicht erkennbaren Mikroorganismen machen weltweit mit 70 Prozent den größten Teil der lebenden Materie, der sogenannten Biomasse, aus. Zahlenmäßig überflügeln sie alle anderen Lebewesen also bei Weitem. Sie besiedelten vor etwa vier Milliarden Jahren als Erste unseren Planeten. Die frühesten Protagonisten unserer Gattung Homo sapiens hingegen erschienen erst vor circa 130 000 Jahren. Die Zahl der Bakterienarten liegt geschätzt bei mehreren Milliarden. Ihrer Anpassungsfähigkeit und schnellen Reproduktionsrate haben sie zu verdanken, dass sie bis heute wahre Überlebenskünstler sind.

Die Anzahl der Bakterien in unserem Körper übertrifft die Menge unserer Zellen. Sie stellen uns ergänzend etwa das Hundertfache dessen an Genen zur Verfügung, was in unseren Chromosomen vorhanden ist. Die Gesamtheit des Mikrobioms in einem Menschen, das lernfähig ist und sich immer wieder neu organisiert, kann man als ein unsichtbares Organ auffassen, das im Durchschnitt circa 2 Kilogramm wiegen dürfte. Die Zahl der Gene im Erbgut des Menschen beträgt etwa 20 000. Das sind nur unwesentlich mehr als im Genom einer Maus. Seine Komplexität verdankt der Homo sapiens also den Genen der Bakterien, die seinen Organismus besiedeln.

Man war früher der Ansicht, im Mutterleib sei der werdende Mensch keimfrei und er erhielte die Bakterienausstattung erst, wenn er das Licht der Welt erblickt. Es ist zwar so, dass wir bei der natürlichen Geburt ein »Set« lebenswichtiger Bakterien bekommen, doch sind es nicht die ersten. Wie Untersuchungen des Nabelschnurbluts und des Stuhls von Neugeborenen (Kindspech) ergeben haben, die per Kaiserschnitt auf die Welt gekommen waren, fanden sich darin gewöhnliche Darm- und Hautbakterien, die von der Mutter stammen mussten. Das ist ein wichtiger Beleg dafür, dass unser Erbe nicht nur aus den Genen unserer Eltern stammt, sondern auch von den Genen der Mikroorganismen, die vorher unsere Eltern besiedelten. (Man kann davon ausgehen, dass sich die Bakterien des Vaters natürlicherweise mit denen der Mutter vermischt hatten.) Somit tragen wir mit einer heilenergetisch ausgewogenen Nahrung für uns selbst nicht nur zu unserem eigenen, sondern auch zum Wohl unserer Nachkommen bei.

Wenn wir uns lange Zeit für mehr oder weniger autonome Wesen hielten, müssen wir also einmal mehr feststellen, dass wir Teil des großen Ganzen sind. Die innere Verwobenheit mit der allgegenwärtigen Mikrobenwelt lässt einen solchen Schluss ganz sicher zu. Schamanen wissen seit jeher um dieses Prinzip.

Das Zusammenleben von Mensch und Mikrobiom hat sich im Laufe der Evolution zu einem komplexen Gefüge von Geben und Nehmen im ganzen Stoffwechsel entwickelt. Allgemein wurden Bakterien bisher in der Regel als Krankheitsverursacher gesehen, in Wahrheit gibt es keine Gesundheit ohne Bakterien. Sie leben in Symbiose mit unseren Zellen, und wenn diese Partner fehlen, verändert oder gestört sind, entstehen Krankheiten, und zwar nicht nur körperliche wie Magenprobleme oder Diabetes, sondern auch psychische und/oder Verhaltensstörungen wie ADHS und Autismus oder Depressionen. Zur Wiederherstellung und Bewahrung der Balance jener subtilen Interdependenzen sind in besonderem Maße die Speisen geeignet, die in diesem Buch empfohlen werden und dazu beitragen, den Menschen auf allen Ebenen gesund und glücklich zu machen. Ein Großteil der Bakterien lebt nämlich in unserem Verdauungstrakt. Die Zusammensetzung dieses Teils des Mikrobioms (man sprach früher von der »Darmflora«, weil man die Bakterien dem Pflanzenreich zuordnete) wird maßgeblich von unserem Essverhalten gesteuert.

Dem Darmmikrobiom werden auch andere wichtige Aufgaben zugeschrieben, etwa die Synthese wichtiger B-Vitamine und des Vitamins K ebenso wie die Herstellung kurzkettiger Fettsäuren oder der Buttersäure, die das Darmmilieu mitbestimmen. Bakterien fördern die Darmperistaltik und bekämpfen Entzündungen, sie bauen schwer verdauliche Ballaststoffe ab, stimulieren das Immunsystem und jagen diverse Krankheitserreger in die Flucht.

Zehn bis hundert Billionen anaerobe (keinen Sauerstoff benötigende) Bakterien leben in unserem Darmtrakt, und sie haben für uns überlebenswichtige Aufgaben bei der Steuerung des Stoffwechsels. Wenn ein Ungleichgewicht der Mikroorganismen vorkommt, leidet der ganze Körper, es können dann über kurz oder lang vor allem folgende Erkrankungen und Auffälligkeiten auftreten: Adipositas, Arthritis, Asthma, Darmentzündungen, Diabetes, Hauterkrankungen, Herzinfarkte, Krebs, multiple Sklerose oder Rheuma.

Forscher haben weiterhin eine Reihe interessanter Hormone ausgemacht, die unter anderem von einigen Bakterienarten als Stoffwechselprodukt hergestellt werden. Das Glückshormon Dopamin gehört dazu. Also kann man tatsächlich akademisch nachprüfbar behaupten, dass Essen glücklich macht, wenn sich eine bestimmte Bakterienart aufgrund unserer kulinarischen Präferenzen artgemäß zu entfalten vermag.

Manche Wissenschaftler glauben sogar, dass die Darmbakterien dem Gehirn Signale schicken können, welche Nährstoffe in einem Organismus fehlen. Dieser Impuls könnte den Menschen dazu bringen, Appetit auf bestimmte Lebensmittel zu bekommen. Denken Sie beispielsweise an das klassische Beispiel von Schwangeren – auf was haben sie Lust? Saure Gurken, Schokolade und so weiter. Und die Inhaltsstoffe der sauren Gurken etwa lassen dieses Lebensmittel besonders für werdende Mütter als geeignet erscheinen, wie man inzwischen weiß.

Unsere durchschnittliche Lebenserwartung hat sich in den letzten Jahrzehnten sicher auch durch ein steigendes Hygienebewusstsein und entsprechende Maßnahmen kontinuierlich verlängert. Andererseits entstehen vor allem auf Kosten der erhöhten Sterilität in Verbindung mit falschem Essverhalten vermehrt gesundheitliche Beeinträchtigungen wie Allergien beziehungsweise Autoimmunerkrankungen. Das natürliche Gleichgewicht unseres Mikrobioms ist aus den Fugen geraten, was auch eine Übersäuerung des Körpers zur Folge hat. Durch eine ausgewogene Ernährung mit besonderem Augenmerk aufs Basische ist die Wiederherstellung der Homöostase, also des »Gleichstands« der uns innewohnenden Mikroorganismen, über kurz oder lang auf natürliche Weise erreichbar.

Die wichtige Funktion der Bakterien in der Therapie von Krankheiten wird zunehmend akzeptiert. Selbst der anfangs kontrovers diskutierte Transfer eines gesunden Darmmilieus mittels Stuhltransplantation findet immer mehr Befürworter. Die Hoffnungen gehen sogar so weit, dass das Mikrobiom eines Tages helfen kann, heute noch weitestgehend unheilbare Krankheiten wie den Krebs zu besiegen!

Die goldene Mitte

Bakterien sind natürlich nicht »gut« oder »schlecht« im Sinne menschlicher Moral- oder sonstiger Vorstellungen. Alle haben eine bestimmte Aufgabe im Plan der Natur, sonst gäbe es sie nicht. Dennoch können einige von ihnen massive Schäden anrichten, wenn sie nicht von ihren Gegenspielern im Zaum gehalten werden. Vor diesem Hintergrund raten viele Wissenschaftler, für eine ausgewogene Mischung von Bakterien im Darm zu sorgen.

Das sagte auf ihre Art auch schon meine Großmutter: Jeder Mensch habe alle Erkrankungen in sich, sie brächen erst aus, wenn er die goldene Mitte verlöre. Die Ernährung ist hier das A und O, denn sie kann Krankheiten vorbeugen beziehungsweise sie bekämpfen, indem sie dafür sorgt, dass die »bösen« Mikroorganismen nicht überhandnehmen.

Empfehlenswerte Literatur zum Thema »Bakterien und Gesundheit«

Wenn Sie Ihre Kenntnisse über diese Zusammenhänge vertiefen wollen, finden Sie beispielsweise viele wissenschaftliche Hintergrundinformationen und praktische Anregungen in den Büchern von Dr. Anne Katharina Zschocke wie »Natürlich heilen mit Bakterien« (AT 2016) oder »Darmbakterien als Schlüssel zur Gesundheit« (Knaur 2014). Von Dr. Justin Sonnenburg und Dr. Erica Sonnenburg stammt das lesenswerte Buch »Der gute Darm. Was er wirklich braucht, um uns gesund zu erhalten. Das Neueste aus der Mikrobiom-Forschung« (Südwest 2016). Auch der Bestseller »Darm mit Charme« von Giulia Enders (Ullstein 2017) wurde um ein Zusatzkapitel über neue wissenschaftliche Erkenntnisse erweitert.

Im Schamanismus spielt ebenjene goldene Mitte des Menschen also seit jeher eine große Rolle (wie übrigens auch in der Traditionellen Chinesischen Medizin [TCM]). Da dies immer wieder von wissenschaftlichen Studien bestätigt wird, gerade auch auf dem noch relativ neuen Forschungsgebiet der Mikroorganismen, spricht nichts dagegen, dass Sie beim Finden Ihrer Mitte besondere Sorgfalt darauf verwenden, die Lebensmittel und ihre Zubereitung daraufhin auszurichten. Dazu will dieses Buch zum Beispiel mit den nun folgenden Rezepten einen Beitrag leisten.

Teil 2

Rezepturen für Körper, Geist und Seele nach dem Planetencode

Ein Wort vorab zu den Zutaten

Man sollte möglichst selten »ungesunde« Zutaten verwenden. Doch wenn man beispielsweise Lust auf Sonnenblumen- statt auf Rapsöl hat, kann man es in geringen Mengen verzehren. Zucker gilt bekanntlich als ungesund. Wenn man die Süßspeisen jedoch zum Beispiel mit Rohrohrzucker verfeinert, sind sie keine »Sauermacher« mehr und können in Maßen genossen werden. Ähnliches kann man etwa zum Thema »Mayonnaise« sagen: Statt der »normalen« wollen Sie vielleicht eine handelsübliche magere verwenden. Diese enthält 60 Prozent weniger Fett und schmeckt ähnlich wie eine gewöhnliche. Beim Braten kann Bratfett zum Einsatz kommen, das halb so viel Fett wie Öl enthält. Statt Crème fraîche oder Schmand nehmen Sie Sauerrahm – und so weiter, es gibt zu allem Alternativen.

Sie brauchen aber auch allgemein nicht grundsätzlich zu verzichten, wenn Sie Lust auf ein bestimmtes »bedenkliches« Nahrungsmittel haben. Wie schon im Vorwort dieses Buches angeklungen ist, gleicht der positive Effekt einer »leckeren Speise« auf die Seele dies allemal aus, wenn man's nicht übertreibt. Denn auch hier gilt die Regel: Die Dosis macht das Gift. Im Leben geht es immer darum, die goldene Mitte anzustreben.

Appetit-häppchen

Brotaufstrich mit Gänseblümchen

Für etwa 4 Brote

- Energetische Qualität der Speise: Sie wirkt aus energetischer Sicht erfrischend auf Ihren Körper.
- Besonders geeignet für Menschen, denen in ihrem Geburtsdatum folgende Zahlen fehlen (Defizite): 1 Sonne, 2 Mond, 3 Mars, 4 Merkur, 9 Neptun, 0 Pluto.
- Seelische Wirkung und der Nutzen der Speise: Brotaufstrich mit Gänseblümchen wirkt beruhigend auf die Psyche. Gänseblümchen erfrischen Ihr Herz und bereiten Ihnen Freude.
- Geistige Wirkung und der Nutzen der Speise: Gänseblümchen bringen Hoffnung und wecken Mut, um die Herausforderungen des Lebens zu meistern.

Erläuterung medizinische Fachbegriffe

Die weniger geläufigen medizinischen Fachbegriffe, die bei der körperlichen Wirkung der Gerichte aufgeführt werden, sind in einem Glossar am Ende des Buches kurz erklärt (siehe Anhang).

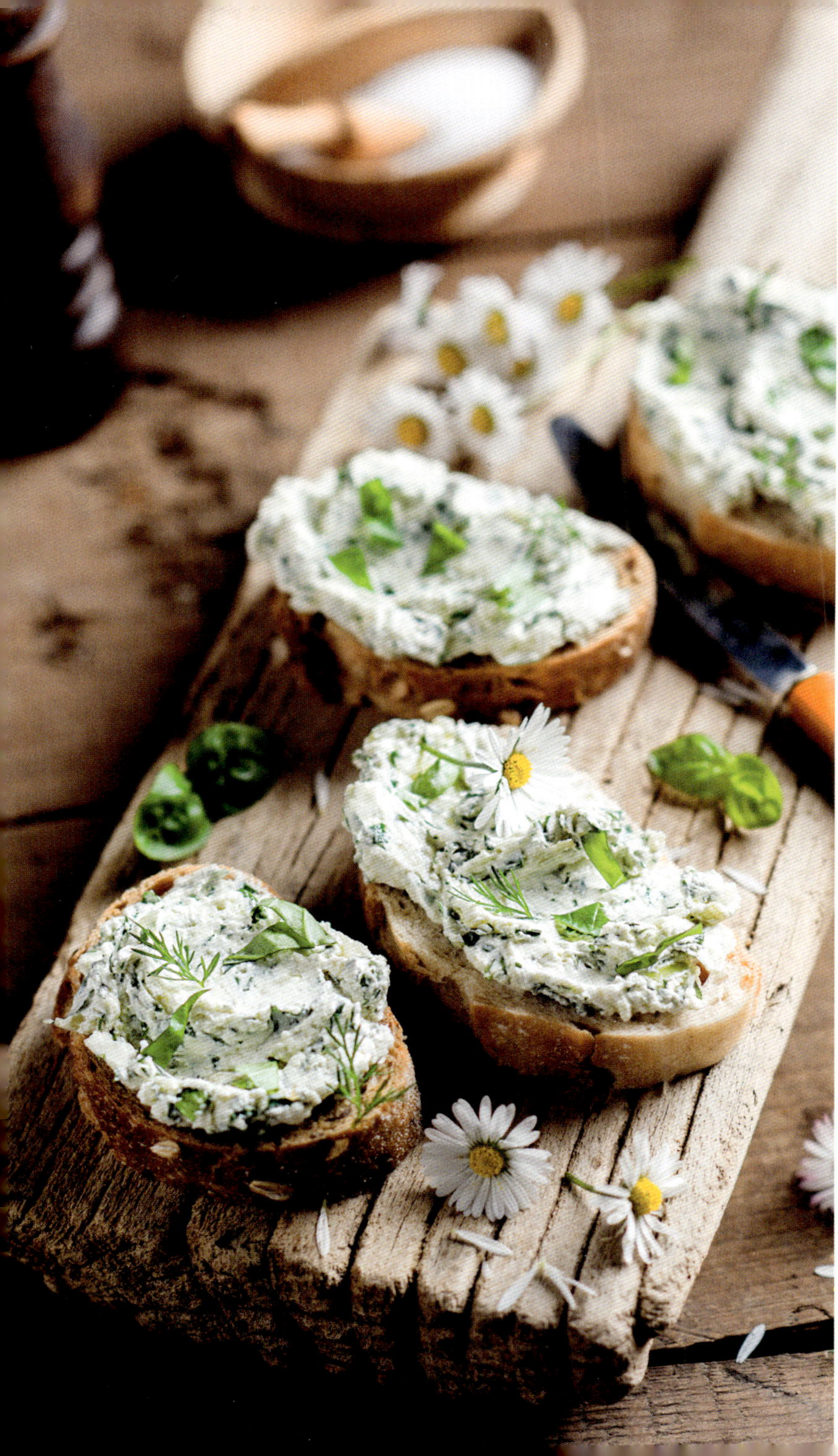

Brotaufstrich mit Gänseblümchen

Körperliche Wirkung und der Nutzen der Speise bei folgenden Problemen: Agoraphobie, Angststörung, Appetitlosigkeit, Avitaminose, Bronchitis, Depressionen, Erschöpfung, Husten, Krämpfe, Ödeme, Stoffwechselstörungen. Dieser Brotaufstrich regt den Appetit sowie den Stoffwechsel an. Gänseblümchen fördern die Verdauung und können durch ihre krampfstillenden Fähigkeiten Husten lindern. Sie lassen Ödeme schwinden.

Zubereitungszeit: ca. 20 Minuten | Nährwert: ca. 130 kcal/100 g

Zutaten

Blätter und Blüten von 10 Gänseblümchen (mehrere Planetenimpulse)
1 Bund Basilikum (3 Mars und 2 Mond)
1 Bund Dill (1 Sonne), 1 Bund Petersilie (4 Merkur und 2 Mond)
1 Zwiebel (3 Mars)
4 EL Olivenöl (9 Neptun)
250 g Frischkäse (0 Pluto)
Etwas Schnittlauch (3 Mars)
4 kleine Scheiben Brot

Zubereitung

1. Heben Sie einige Blüten der Gänseblümchen sowie Basilikumblätter zum Garnieren auf. Mischen Sie den Rest mit den anderen Kräutern und hacken Sie alles klein.
2. Schneiden Sie eine große Zwiebel in kleine Stücke und braten Sie sie mit den Kräutern und Gänseblümchen kurz in 3 EL Olivenöl an. Die Masse abkühlen lassen und 1 EL Olivenöl dazugeben.
3. Rühren Sie zunächst den Frischkäse unter, geben Sie dann den Schnittlauch dazu.

4. Den Käse auf die Brotscheiben verteilen und mit Blüten sowie Basilikumblättchen garnieren.

Tipp: Genießen Sie diesen Aufstrich mit Dinkelbrot und Tomaten.

Gefüllte Tomaten

Für 20 Tomaten

- Energetische Qualität der Speise: Sie wirkt aus energetischer Sicht kalt-erfrischend auf Ihren Körper.
- Besonders geeignet für Menschen, denen in ihrem Geburtsdatum folgende Zahlen fehlen (Defizite): 1 Sonne, 3 Mars, 8 Uranus.
- Seelische Wirkung und der Nutzen der Speise: Die gefüllten Tomaten haben eine ausgleichende Wirkung auf die Psyche.
- Geistige Wirkung und der Nutzen der Speise: Tomaten wirken sehr positiv auf Ihre Vorstellungskraft.
- Körperliche Wirkung und der Nutzen der Speise bei folgenden Problemen: Abszess, Allergie, Alzheimer, Augenleiden, Azidose, Bechterew-Krankheit, Gicht, Herzleiden, Heuschnupfen, Immunsystemschwäche, Müdigkeit, Nervenschwäche. Durch Knoblauch wirken diese Tomaten entgiftend und blutreinigend. Tomaten stärken Ihr Immunsystem und eignen sich gut bei Gicht, Übersäuerung und Übergewicht. Durch die Gärung entstehen zusätzlichen Stoffe (Fermente), die gesundheitsfördernd sind. Sie stärken ebenfalls das Immunsystem und werden bei Krebs empfohlen.

Zubereitungszeit: ca. 20 Minuten | Nährwert: ca. 29 kcal/100 g

Zutaten

10 Knoblauchzehen (3 Mars)
1 Bund Dill (1 Sonne)
2 EL Salz (7 Saturn)
20 mittelgroße Tomaten (8 Uranus)

Zubereitung

1. Schneiden Sie den Knoblauch und den Dill klein und geben Sie Salz dazu. Alles zu einer breiartigen Masse vermischen.
2. Schneiden Sie den oberen Teil der Tomaten ab, entfernen Sie ein wenig des oberen Inneren. Füllen Sie die Tomaten nun mit der Mischung und legen Sie sie in einen Topf.
3. Den Topf zudecken und die Tomaten 24 Stunden bei Zimmertemperatur ziehen lassen. Danach stellen Sie den Topf für 2 Stunden in den Kühlschrank, bevor Sie die Tomaten genießen.

Tipp: Diese Tomaten, deren Rezept aus Mittelasien beziehungsweise aus meiner Heimat Usbekistan stammt, passen sowohl zu Fisch als auch zu Fleisch.

Gurkenhäppchen

Für 4 Personen

- Energetische Qualität der Speise: Sie wirkt aus energetischer Sicht erfrischend auf Ihren Körper.
- Besonders geeignet für Menschen, denen in ihrem Geburtsdatum folgende Zahlen fehlen (Defizite): 2 Mond, 3 Mars, 5 Jupiter, 8 Uranus, 0 Pluto.
- Seelische Wirkung und der Nutzen der Speise: Gurke in Kombination mit Weizen aktiviert den Glauben in der Seele.

- Geistige Wirkung und der Nutzen der Speise: Sie ist besonders empfehlenswert für alle spirituell arbeitenden Menschen.
- Körperliche Wirkung und der Nutzen der Speise bei folgenden Problemen: Azidose, Darmprobleme, Krebs, Schmerzen, Venenleiden, Verdauungsschwierigkeiten, Wechseljahrbeschwerden. Zu den Inhaltsstoffen der Gurke gehören Peptidasen. Das sind Enzyme, die Proteine spalten. Durch diese Enzyme können eiweißhaltige Produkte (zum Beispiel Fisch oder Fleisch) leichter verdaut werden. Daher wird eine Gurke als Beilage immer zu Fleischgerichten empfohlen. Diese Enzyme bewirken zudem eine Reinigung des Darms. Gurken gehören zu den basenreichen Lebensmitteln. Sie helfen, Säuren im Körper abzubauen. Damit tragen sie dazu bei, den Säure-Basen-Haushalt des Körpers im Gleichgewicht zu halten. Weizen ist sehr mild und beruhigt die Verdauungsorgane. Knoblauch wirkt belebend und antibakteriell.

Zubereitungszeit: ca. ½ Stunde | Nährwert: ca. 330 kcal/100 g

Zutaten

150 g Vollwertweizen (5 Jupiter)
1 Knoblauchzehe (3 Mars)
70 g getrocknete Tomaten (8 Uranus)
1 Schalotte (3 Mars)
200 g Ziegen- oder Frischkäse (0 Pluto)
Salz (7 Saturn) und Pfeffer (3 Mars)
1 Schuss Zitronensaft (1 Sonne)
2 Salatgurken (2 Mond)
4 Zweige Dill (1 Sonne)

Zubereitung

1. Kochen Sie den Weizen 20 Minuten ab. Lassen Sie ihn abkühlen. Heben Sie eine Handvoll für die Deko auf.
2. Währenddessen schneiden Sie den Knoblauch, die getrockneten Tomaten und die Schalotte klein. Ziegenkäse, Salz und Pfeffer dazugeben.
3. Geben Sie alles mit dem Zitronensaft in den Weizen.
4. Höhlen Sie die längs halbierten Gurken aus und füllen Sie sie mit dieser Masse. Die Gurken für ½ Stunde in den Kühlschrank legen, danach in mundgerechte Stücke schneiden.
5. Mit Dill und Körnern garnieren.

Tipp: Am besten schmecken diese Häppchen kalt. Sie sind frisch und einzigartig belebend.

Butterbrot mit Lachs

Für 4 Personen

- Energetische Qualität der Speise: Sie wirkt aus energetischer Sicht neutral-warm auf Ihren Körper.
- Besonders geeignet für Menschen, denen in ihrem Geburtsdatum folgende Zahlen fehlen (Defizite): 1 Sonne, 3 Mars, 7 Saturn.
- Seelische Wirkung und der Nutzen der Speise: Besonders bei Unruhe ist dieses Butterbrot eine Bereicherung.
- Geistige Wirkung und der Nutzen der Speise: Lachs wirkt sehr positiv auf Ihr Gehirn.
- Körperliche Wirkung und der Nutzen der Speise bei folgenden Problemen: Amenorrhö, Herzleiden, Immunschwäche, Osteoporose. Wer regelmäßig in angemessenen Mengen Lachs isst,

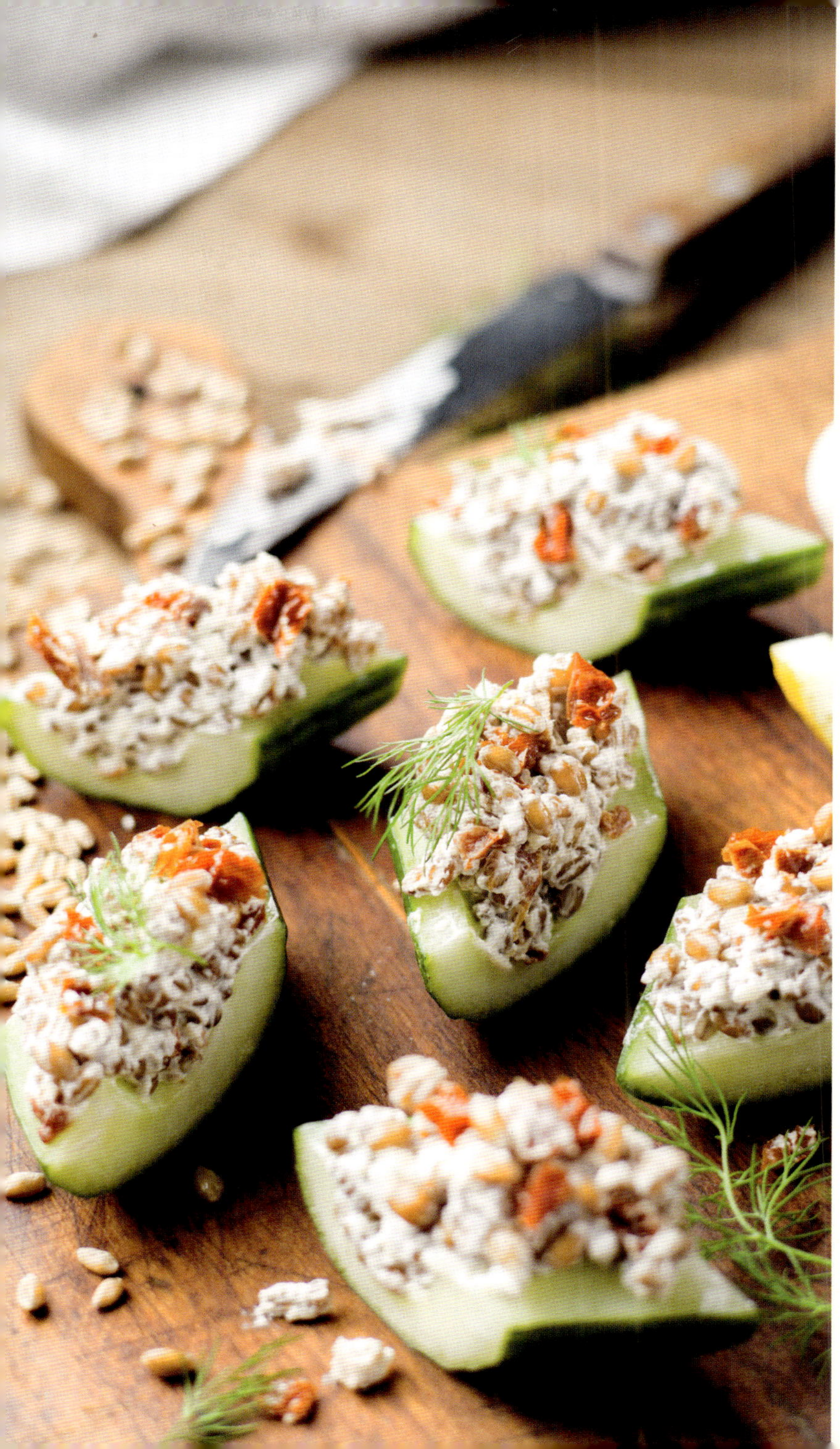

Gurkenhäppchen

hat sich ein wahres Multitalent auf den Teller geholt. Lachs ist gut für Ihr Herz und ein wahrer Fettverbrenner. Seine Omega-3-Fettsäuren können entzündlichen Reaktionen im Körper vorbeugen und sind für Menschen sehr wichtig, die körperlich aktiv sind.

Zubereitungszeit: ca. 15 Minuten | Nährwert: ca. 389 kcal/100 g

Einkaufstipp für Fisch

Achten Sie beim Kauf von Fisch darauf, dass er das EU-Biosiegel oder das Siegel des Marine Stewardship Councils (MSC) trägt, das für nachhaltige Fischerei aus Wildbeständen steht.

Zutaten

1 Baguette aus Vollwertweizen oder Vollkornbrot (7 Saturn)
50 g Biobutter (7 Saturn)
200 g Lachs (3 Mars)
4 Zweige Dill (1 Sonne)

Zubereitung

1. Schneiden Sie das Baguette in fingerdicke Scheiben. Geben Sie Butter darauf und verteilen Sie sie in einer dünnen Schicht.
2. Den in kleine Würfel geschnittenen Lachs daraufgeben und die Häppchen mit Dill dekorieren.

Tipp: Diese Speise sollte immer frisch vorbereitet werden. Manche Köche geben zum Lachs noch etwas roten oder schwarzen Kaviar dazu. So sehen die Canapés appetitlicher aus.

Knoblauchöl

Für 1 Liter Öl

- Energetische Qualität der Speise: Dieses Öl wirkt aus energetischer Sicht aufwärmend auf Ihren Körper.
- Besonders geeignet für Menschen, denen in ihrem Geburtsdatum folgende Zahlen fehlen (Defizite): 1 Sonne, 2 Mond, 3 Mars.
- Seelische Wirkung und der Nutzen der Speise: Das Öl belebt Ihre Seele und bringt gute Laune.
- Geistige Wirkung und der Nutzen der Speise: Diese heilige Pflanze schützt den Geist vor sogenannten Energievampiren und Neidern.
- Körperliche Wirkung und der Nutzen der Speise bei folgenden Problemen: Aktinische Keratose, Angina Pectoris, Arteriosklerose, Augenleiden, Bandscheibenvorfall, Bluthochdruck, Bronchitis, Depression, Diabetes, Durchblutung, Erkältung, grauer Star, Grippe, Gürtelrose, Hörverlust, Husten, Krampfadern, multiple Sklerose, Parkinson, Prostatitis. Dieses Öl steht bei mir immer im Kühlschrank. Denn es ist nicht nur schmackhaft, sondern auch heilend. Vor allem im Salat entfaltet es einen unvergleichlichen Knoblauchduft. Das Öl wirkt antibakteriell und hilft vor allem bei Erkältungen.

Zubereitungszeit: ca. 15 Minuten | Nährwert: ca. 850 kcal/100 ml

Zutaten

5 bis 8 Knoblauchzehen (3 Mars)

1 Bund Basilikum (2 Mond und 3 Mars)

1 Chilischote (3 Mars)

1 Liter Rapsöl (1 Sonne)

Zubereitung

1. Geben Sie die geschnittenen Knoblauchzehen, Basilikum und Chili ins Öl. Lassen Sie es 10 Tage ziehen. Schrauben Sie das Öl nicht fest zu, es bilden sich Gase darin.
2. Nach 10 Tagen sollte das Öl abgeseiht und in kleinere Gläser oder Flaschen abgefüllt werden.

Tipp: Das Öl passt zu jeder Speise. Auch als Dipp schmeckt es jedem, der Knoblauch mag.

Königssalat mit Roter Bete und Nüssen

Für 4 Personen

- Energetische Qualität der Speise: Sie wirkt aus energetischer Sicht neutral auf Ihren Körper.
- Besonders geeignet für Menschen, denen in ihrem Geburtsdatum folgende Zahlen fehlen (Defizite): 1 Sonne, 3 Mars, 4 Merkur, 7 Saturn, 0 Pluto.
- Seelische Wirkung und der Nutzen der Speise: Rote Bete hilft bei schlechter Laune und wenn Sie Probleme haben, eine gesunde Selbstliebe zu entwickeln.
- Geistige Wirkung und der Nutzen der Speise: Die in dem Salat enthaltenen Walnüsse sind sehr nahrhaft. Sie sind nicht nur lecker, sondern dank ihrer Fettsäuren sehr gesund für die Blutgefäße und das Gehirn.
- Körperliche Wirkung und der Nutzen der Speise bei folgenden Problemen: Adipositas, Alzheimer, Anämie, Apoplex, Bandscheibenvorfall, Besenreiser, Entzündung, Hämorrhoiden, Impotenz, Knochenprobleme, Krämpfe, Krampfadern, Krebs, Leukämie, Nervenschwäche. Sie hat einen deutlichen Anti-Aging-Effekt. In

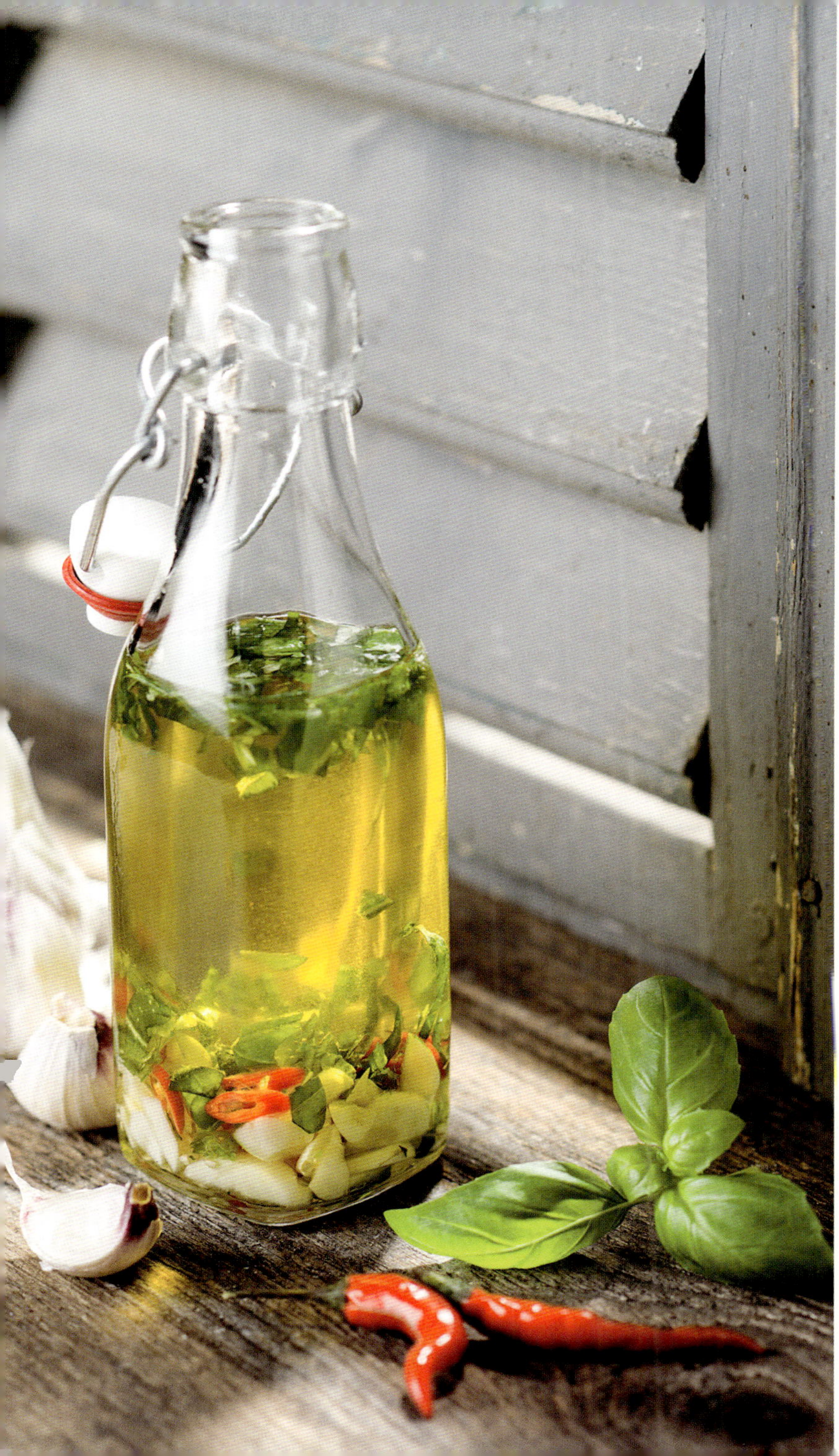

Knoblauchöl

Roter Bete steckt ein überaus hoher Gehalt an Eisen und Folsäure. Diese sind entscheidend bei der Bildung von roten Blutkörperchen. Empfohlen wird Rote Bete besonders bei Darmkrebs und Leukämie.

Zubereitungszeit: ca. 15 Minuten | Nährwert: ca. 236 kcal/100 g.

Zutaten

3 gekochte Rote Bete (4 Merkur)
2 Knoblauchzehen (3 Mars)
100 g geraspelte Walnüsse (0 Pluto)
1 TL Rapsöl (1 Sonne)
3 EL Mayonnaise (7 Saturn)
1 TL saure Sahne (7 Saturn)
Salz (7 Saturn) und Pfeffer (3 Mars)
Einige Walnüsse (0 Pluto) und roten Mangold (2 Mond) für die Garnitur

Zubereitung

1. Raspeln Sie die gekochte Roten Bete mit einer groben Reibe klein. Hacken Sie die Knoblauchzehen. Geben Sie nun die Nüsse und den klein gehackten Knoblauch zur Roten Bete dazu.
2. Verfeinern Sie alles mit (optional magerer) Mayonnaise, saurer Sahne, Öl, Salz und Pfeffer. Alles gut vermischen und mit der Garnitur servieren.

Tipp: Dieser Salat kann auch als Brotaufstrich genossen werden.

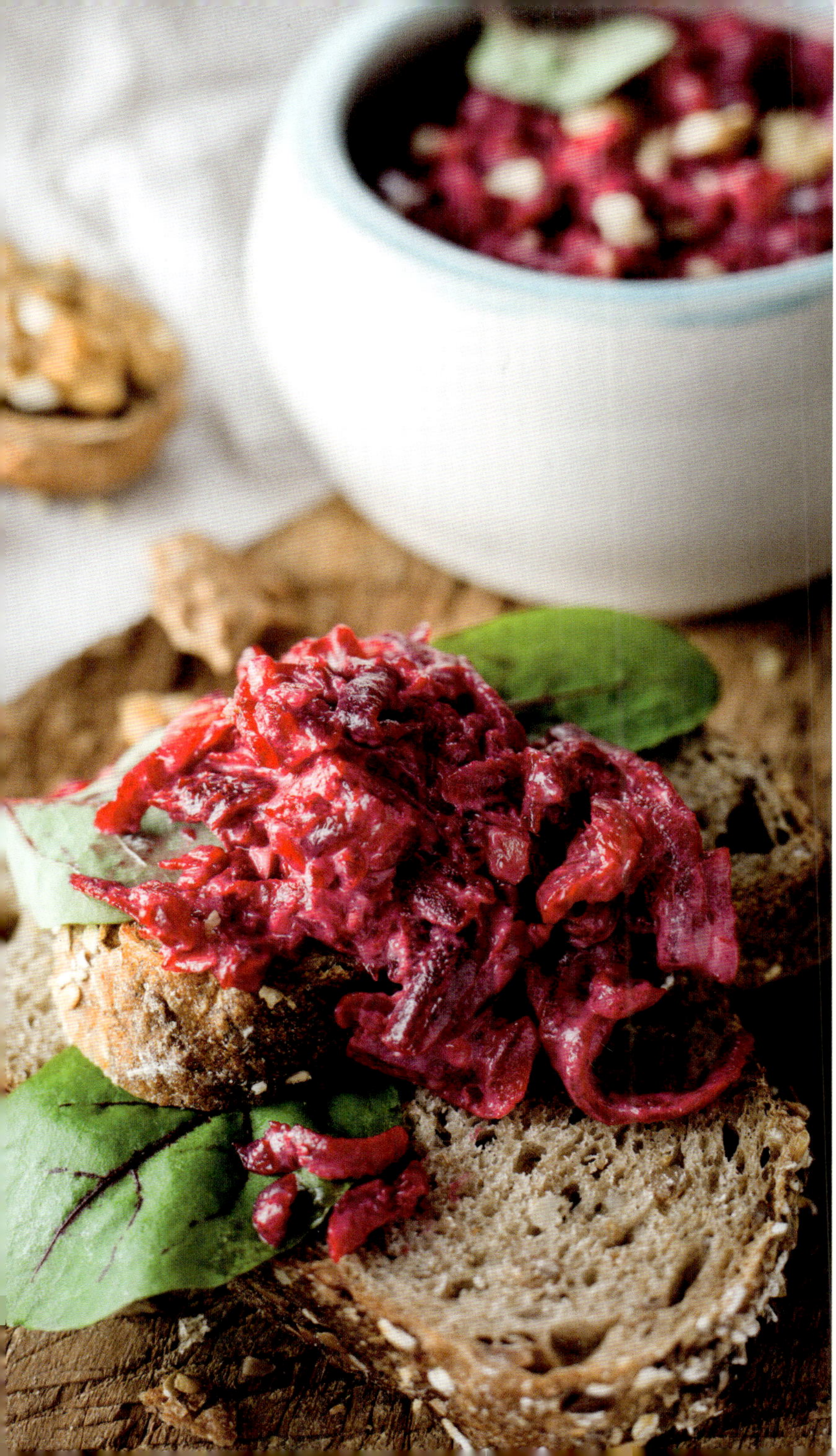

Königssalat mit Roter Bete und Nüssen

Fenchelsalat

Für 4 Personen

- Energetische Qualität der Speise: Sie wirkt aus energetischer Sicht erfrischend auf Ihren Körper.
- Besonders geeignet für Menschen, denen in ihrem Geburtsdatum folgende Zahlen fehlen (Defizite): 1 Sonne, 4 Merkur, 6 Venus, 7 Saturn, 8 Uranus, 9 Neptun, 0 Pluto.
- Seelische Wirkung und der Nutzen der Speise: Bekannt ist die positive Wirkung des Fenchels bei Migräne, Depressionen und Schlaflosigkeit.
- Geistige Wirkung und der Nutzen der Speise: Fenchel wirkt sehr positiv auf das Gemüt.
- Körperliche Wirkung und der Nutzen der Speise bei folgenden Problemen: Angina, Angina Pectoris, Arthritis, Gallenbeschwerden, Gelenkschmerzen, Gicht, Hämorrhoiden, Migräne, Verdauungsschwierigkeiten. Fenchelfrüchte und -wurzeln werden in der Heilkunde vor allem bei Husten und Blähungen eingesetzt. Das Gemüse unterstützt die Verdauung sowie die Lunge und hilft bei Rheuma und Gicht.

Zubereitungszeit: ca. 25 Minuten | Nährwert: ca. 65 kcal/100 g

Küchentipp

Lassen Sie Äpfel weit weg von anderen Früchten liegen. Da sie ein Gas absondern, das den Reifeprozess beschleunigt, reifen die Früchte zu schnell. Das gilt auch für Tomaten.

Zutaten

2 große Fenchelknollen (0 Pluto und 4 Merkur)
1 Apfel (6 Venus)
3 EL Olivenöl (9 Neptun)
1 TL Zitronensaft (1 Sonne) oder roter Balsamico-Essig (7 Saturn)
1 EL Orangensaft (1 Sonne)
Salz (7 Saturn) und Pfeffer (3 Mars)
Schnittlauch (3 Mars) und Koriander (5 Jupiter)
Pinienkerne (8 Uranus)

Zubereitung

1. Putzen Sie den Fenchel und schneiden Sie ihn in sehr dünne Scheiben. Schälen Sie den Apfel und schneiden Sie ihn ebenso in dünne Scheiben.
2. Mischen Sie beides und geben Sie Olivenöl, Zitronensaft oder Essig, Orangensaft, Salz und Pfeffer dazu.
3. Garnieren Sie den Salat mit Schnittlauch, Koriander und angerösteten Pinienkernen.

Tipp: Dieser Salat passt zu fast allen Fischgerichten. Man könnte zusätzlich eine kleine Zwiebel mit ein paar gehackten Champignons kurz anbraten und auf den Salat geben. Wenn Sie möchten, dass der Salat eine helle Farbe behält, lassen Sie den Balsamico weg.

Russische Eier

Für 10 Eier

- Energetische Qualität der Speise: Sie wirkt aus energetischer Sicht neutral auf Ihren Körper.
- Besonders geeignet für Menschen, denen in ihrem Geburtsdatum folgende Zahlen fehlen (Defizite): 1 Sonne, 2 Mond, 3 Mars, 7 Saturn, 8 Uranus.
- Seelische Wirkung und der Nutzen der Speise: Kaviar ist reich an Lecithin, einem wichtigen Baustoff des Nervensystems. Daher wird er bei Depressionen, Nervenschmerzen, psychischen Erkrankungen sowie während der Schwangerschaft empfohlen.
- Geistige Wirkung und der Nutzen der Speise: In Russland gehört Kaviar auf jeden Festtagstisch. Er symbolisiert den geistigen Austausch.
- Körperliche Wirkung und der Nutzen der Speise bei folgenden Problemen: Angststörungen, Depressionen, Hexenschuss, Insult, Müdigkeit, Nerven- und Nierenleiden.

Zubereitungszeit: ca. 35 Minuten | Nährwert: ca. 240 kcal/100 g

Zutaten

10 Bioeier (2 Mond)
6 EL fettarme Mayonnaise (7 Saturn)
1 TL Zitronensaft (1 Sonne)
1 Prise Muskatnuss (2 Mond)
Salz (7 Saturn) und Pfeffer (3 Mars)
Etwas Schnittlauch (3 Mars)
50 g Kaviar (8 Uranus)
Einige Salatblätter (2 Mond)
Einige Gurkenscheiben (2 Mond)

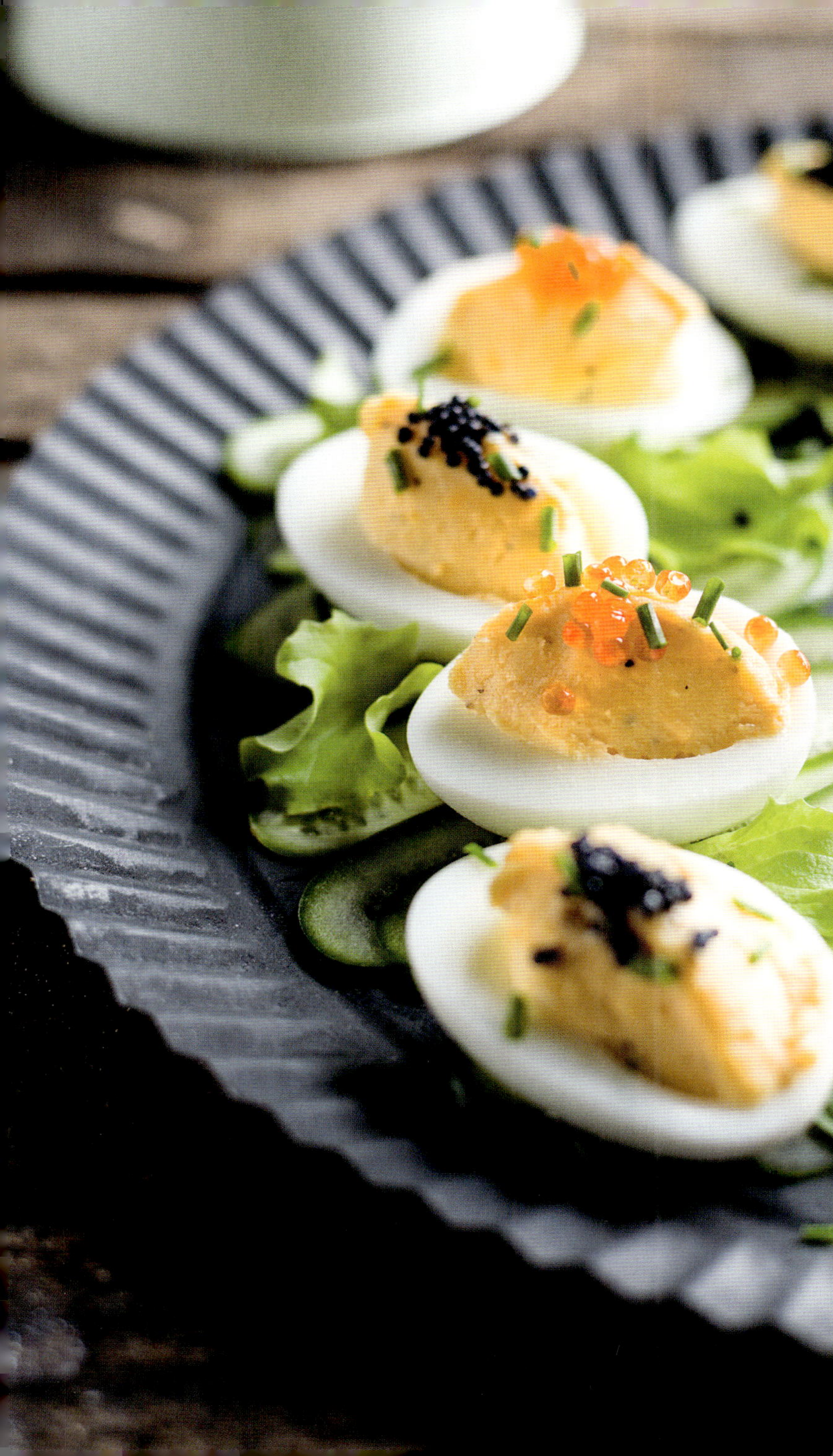

Russische Eier

Zubereitung

1. Kochen Sie die Eier hart und lassen Sie sie etwas abkühlen. Schälen und mit einem Messer halbieren. Vorsichtig die Eigelbe herausnehmen.
2. Mayonnaise, Zitronensaft, Muskatnuss, Salz und Pfeffer zu den Eigelben geben und alles gut mischen. Diese Masse nun in die Eierhälften füllen, mit Schnittlauch und Kaviar dekorieren und auf Salat und Gurken betten.

Tipp: Einige Köche geben in die Füllung noch Schmand und etwas Meerrettich oder Senf dazu. So ist sie etwas lockerer. Manche entscheiden sich für roten Kaviar und andere für den schwarzen. Einige geben in die Füllung Dorschleber oder auch geriebenen Käse.

Aubergine »Pod Gribi«

Für 4 Personen

- Energetische Qualität der Speise: Sie wirkt aus energetischer Sicht neutral auf Ihren Körper.
- Besonders geeignet für Menschen, denen in ihrem Geburtsdatum folgende Zahlen fehlen (Defizite): 1 Sonne, 3 Mars, 4 Merkur, 5 Jupiter, 9 Neptun.

Pod Gribi

Der Name »Pod Gribi« bedeutet »Wie die Pilze«.

- Seelische Wirkung und der Nutzen der Speise: Naturärzte empfehlen Aubergine gegen Zellalterung und sprechen ihr eine vor Krebs schützende Wirkung zu. Sie weist einen sehr hohen Gehalt sekundärer Pflanzenstoffe auf. Diese wirken belebend auf Ihre Seele.
- Geistige Wirkung und der Nutzen der Speise: Diese Speise fokussiert Sie im Hier und Jetzt.
- Körperliche Wirkung und der Nutzen der Speise bei folgenden Problemen: Adipositas, Angst, zu hohe Cholesterinwerte, Diabetes, Entzündungen, Gicht, Haut-, Haarprobleme, Herzleiden, Hypertonie, Krebs, Rheuma, Verdauungsschwierigkeiten. Das Anti-Aging-Gemüse Aubergine unterstützt den Stoffwechsel, die Verdauung, die Haut und noch vieles mehr! Deshalb gehört sie in der mittelasiatischen Küche fast in alle Gerichte. Sie fördert durch den Kalium- und Ballaststoffgehalt eine gesunde Herztätigkeit und gleicht Blutdruck- und Blutzuckerwert aus. Ihre Ballaststoffe sind in der Lage, einen erhöhten Cholesterinspiegel zu senken.

Zubereitungszeit: ca. 45 Minuten | Nährwert: ca. 200 kcal/100 g

Zutaten

2 Auberginen (5 Jupiter)
3 EL Olivenöl (9 Neptun)
4 Karotten (4 Merkur)
3 Zwiebeln (3 Mars)
3 Knoblauchzehen (3 Mars)
Paprikapulver (1 Sonne), Oregano (5 Jupiter), Salz (7 Saturn), Pfeffer (3 Mars), Dill (1 Sonne), Petersilie (4 Merkur und 2 Mond), Koriander (5 Jupiter), Basilikum (3 Mars und 2 Mond)

Zubereitung

1. Die Auberginen in Scheiben schneiden und im Öl anbraten. Legen Sie sie danach einzeln auf Küchenpapier, um das Fett abzuziehen.
2. Die Karotten und Zwiebeln in feine Streifen schneiden und ebenfalls gut anbraten. Den gepressten Knoblauch, die Gewürze und frischen Kräuter untermischen.
3. Die Auberginenscheiben nun auf einen Teller legen und auf jede Scheibe etwas von der Mischung geben. Schichten Sie mehrere aufeinander.

Tipp: Servieren Sie dieses Gericht lauwarm oder auch kalt. In Russland sagt man, dass es am zweiten Tag besser schmeckt.

Suppen

Russischer Borschtsch

Für 4 Personen

- Energetische Qualität der Speise: Sie wirkt aus energetischer Sicht neutral-aufwärmend auf Ihren Körper.
- Besonders geeignet für Menschen, denen in ihrem Geburtsdatum folgende Zahlen fehlen (Defizite): 1 Sonne, 2 Mond, 3 Mars, 4 Merkur, 5 Jupiter, 8 Uranus, 9 Neptun.

Borschtsch

Das Wort »Borschtsch« stammt wahrscheinlich vom slawischen Wort für das Kraut »Bärenklau«. Dessen ungiftige jungen Blätter und Sprossen waren im Mittelalter fester Bestandteil der Suppe.

- Seelische Wirkung und der Nutzen der Speise: Die Suppe ist eine Wohltat für die Seele. Sie beruhigt die Psyche und entlastet die Verdauung, was ebenfalls spürbar zu Wohlbefinden führt.
- Geistige Wirkung und der Nutzen der Speise: Die Suppe aktiviert Ihre geistige Fähigkeit und Konzentration.

Körperliche Wirkung und der Nutzen der Speise bei folgenden Problemen: Abszess, Adipositas, Andropause, Arthritis, Azidose, Schlaganfall. Diese Suppe wirkt basisch auf Ihren Körper. Zudem ist sie kalorienarm. Noch basischer wirkt sie, wenn Sie das Fleisch weglassen, damit wäre sie dann auch für Vegetarier geeignet. Sie wird zudem oft für Schlaganfallpatienten empfohlen. Ohne hungern zu müssen, können Sie mit dieser Suppe leicht abnehmen.

Zubereitungszeit: ca. 100 Minuten | Nährwert: ca. 85 kcal/100 ml

Zutaten

1 Rote Bete (4 Merkur)
2 Zwiebeln (3 Mars)
3 Karotten (4 Merkur)
4 Kartoffeln (1 Sonne)
800 g Lammfleisch in Bioqualität (3 Mars) mit Knochen
1 Paprikaschotte (1 Sonne)
2 Tomaten (8 Uranus)
3 Knoblauchzehen (3 Mars)
1/3 Weißkohl (2 Mond)
50 ml Rapsöl (1 Sonne)
Salz (7 Saturn) und Pfeffer (3 Mars)
3 Lorbeerblätter (9 Neptun)
10 Pfefferkörner (3 Mars)
1 EL Ketchup (8 Uranus)
1 EL Sauerrahm pro Teller (7 Saturn)
Dill (1 Sonne), Petersilie (4 Merkur und 2 Mond), Schnittlauch (3 Mars)

Zubereitung

1. Schälen Sie Rote Bete, Zwiebeln, Karotten und Kartoffeln. Schneiden Sie (außer der Roten Bete) alles klein. Lassen Sie die Kartoffelstücke in etwas Wasser liegen, so bleiben sie frisch und werden nicht dunkel.
2. Fleisch, Paprika, Tomaten, Knoblauch und den Weißkohl ebenfalls in Stücke schneiden.
3. Nun füllen Sie 3½ Liter Wasser (5 Jupiter) in einen Topf und erwärmen es. Wenn es zu kochen beginnt, fügen Sie das Fleisch hinzu. Lassen Sie es auf mittlerer Hitze 10 Minuten kochen. Schöpfen Sie den Schaum ab, der an der Wasseroberfläche entsteht. Nun die geschälte ganze Rote Bete hineingeben. Alles eine weitere Stunde kochen lassen.
4. Erhitzen Sie nun das Öl in einer Pfanne. Braten Sie zuerst die geschnittenen Zwiebeln an. Geben Sie nach 5 Minuten Paprika, Karotten und die Tomaten dazu. Etwas salzen und pfeffern. Rühren Sie die Mischung durch. Lassen Sie sie 10 Minuten köcheln.
5. Das gebratene Gemüse in den Topf geben. Die geschnittenen Kartoffeln hinzufügen, ebenso die Lorbeerblätter, die Pfefferkörner und die Knoblauchzehe. Lassen Sie alles weitere 15 Minuten köcheln.
6. Danach die Rote Bete herausnehmen, in kleine Streifen oder Würfel schneiden und sie wieder in den Topf geben. Nun können Sie auch den Weißkohl dazugeben.
7. Lassen Sie die Suppe eine weitere ½ Stunde kochen. Schalten Sie den Herd aus. Geben Sie anschließend 1 EL Ketchup dazu. Decken Sie den Topf mit einem Deckel ab und lassen Sie die Suppe ein paar Minuten ziehen, bevor sie serviert wird.

Tipp: Servieren Sie die Suppe in tieferen Tellern. Geben Sie in die Mitte 1 EL Sauerrahm und die frischen Kräuter. Wenn erhältlich, mögen Sie vielleicht noch ein paar Borretschblüten überstreuen. Sie können diese Garnitur aber auch schon im Topf beziehungsweise in der Servierschüssel anbringen. Die Suppe wird meistens mit Brot genossen. In Russland heißt es, dass die Suppe am zweiten Tag sogar besser als am ersten schmeckt. Aus meiner Erfahrung kann ich das nur bestätigen.

Küchentipps

- Wenn eine Suppe zu salzig geworden ist, können Sie einen Reisbeutel hineingeben und ihn 5 Minuten wirken lassen.
- Durch den Auszug aus Zwiebelschalen kann man der Suppe eine schöne gelbe Farbe verleihen. Auch 1 Messerspitze Safran oder Kurkuma gibt der Suppe eine schöne gelbe Farbe.
- Bei einer Bouillon zieht man den Schaum ab. Wenn man jedoch den richtigen Moment verpasst, kommt der Schaum in die Suppe. Der Schaum besteht aus Eiweißen und kann schädlich sein. Haben Sie den Zeitpunkt verpasst, sodass der Schaum nach unten gegangen ist, geben Sie ein Glas kaltes Wasser in den Topf – der Schaum kommt an die Oberfläche. Ziehen Sie ihn nun ab.
- Essen Sie gern Hühnersuppe? Doch schmeckt sie nicht immer nach Huhn? Man sollte die Suppe nur salzen und keine Aromen dazugeben. So bleibt der Hühnergeschmack erhalten. Geben Sie nur Karotten, Kartoffeln und Zwiebeln in die Suppe.

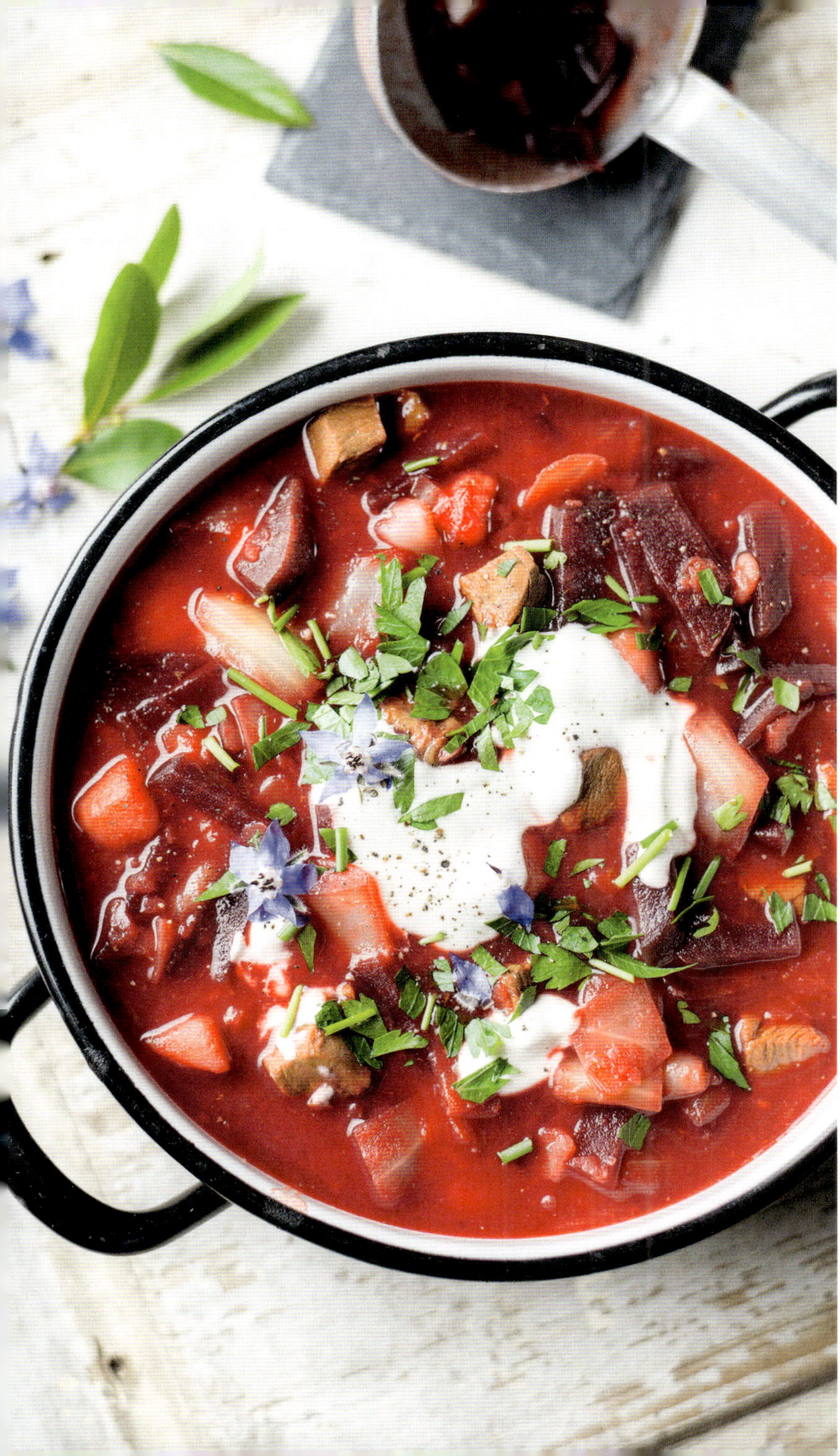

Russischer Borschtsch

Russische Fischsuppe »Ucha«

Für 4 Personen

- Energetische Qualität der Speise: Sie wirkt aus energetischer Sicht aufwärmend auf Ihren Körper.
- Besonders geeignet für Menschen, denen in ihrem Geburtsdatum folgende Zahlen fehlen (Defizite): 1 Sonne, 2 Mond, 3 Mars, 5 Jupiter, 8 Uranus.
- Seelische Wirkung und der Nutzen der Speise: Ucha hebt Ihre Laune und hilft, die Seele zu beruhigen.

Ucha

Ucha wurde in Russland auch »Speise der Nachdenklichkeit« getauft. Diese klassische russische Fischsuppe ähnelt der französischen Bouillabaisse.

- Geistige Wirkung und der Nutzen der Speise: Sie ist für alle konzentriert arbeitenden Menschen eine reichhaltige Quelle.
- Körperliche Wirkung und der Nutzen der Speise bei folgenden Problemen: Alzheimer, Apoplex, Appetitlosigkeit, Erschöpfung, Hämorrhoiden, Hypo- und Hyperthyreose, Knochenschwund, Pankreatitis, Zahnschmerzen. Die Fischsuppe ist sehr gut in der Winterzeit. Sie bringt Energie für Ihr Blut, Ihre Schilddrüse und Ihre Knochen.

Zubereitungszeit: ca. 60 Minuten | Nährwert: ca. 45 kcal/100 ml

Die Wahl der Fischsorte

Sie können für die Ucha je nach Vorliebe fettreichen Fisch wie Lachs, Thunfisch, Makrele und so weiter verwenden, aber auch mittelfetten wie Forelle und Dorade oder fettarmen wie Kabeljau, Seelachs oder Steinbutt.

Zutaten

1,5 kg Fisch (5 Jupiter) nach Geschmack (mit Kopf und Flossen)
2 Kartoffeln (1 Sonne)
2 Tomaten (8 Uranus)
2 EL Rapsöl (1 Sonne)
3 Zwiebeln (3 Mars)
1 Stück Lauch (3 Mars)
2 Knoblauchzehen (3 Mars)
Salz (7 Saturn) und Pfeffer (3 Mars)
Einige Zitronenscheiben (1 Sonne)
Thymian (5 Jupiter), Oregano (5 Jupiter), Kümmel (7 Saturn), Lorbeerblatt (9 Neptun), Safran (6 Venus), Schnittlauch (3 Mars), Petersilie (4 Merkur und 2 Mond), Dill (1 Sonne)

Küchentipp

Wenn Sie Äpfel bei Kartoffeln lagern, werden Kartoffeln nicht keimen.

Zubereitung

1. Schneiden Sie den Fisch in Stücke. Legen Sie ihn beiseite. Schneiden Sie auch die Kartoffeln und Tomaten klein.
2. Füllen Sie 1½ Liter Wasser (5 Jupiter) in einen Topf. Bringen Sie es zum Sieden. Den Fisch hineingeben und 15 Minuten köcheln lassen.
3. Erhitzen Sie währenddessen das Öl in einer Pfanne. Zwiebeln, Lauch, Knoblauch und Tomaten dazugeben. Braten Sie das Ganze etwa 8 Minuten an. Nun die Tomatenhaut abnehmen.
4. Geben Sie diese Mischung, die Gewürze und die geschnittenen Kartoffeln in den Topf und kochen Sie die Suppe circa ½ Stunde. Schmecken Sie sie gelegentlich nochmal mit Salz ab.

Tipp: Servieren Sie die Suppe im Teller, legen Sie dazu ein paar Zitronenscheiben und dekorieren Sie alles mit frischen Kräutern. Ein Stück Brot passt sehr gut dazu. Je nach Geschmack könnte man zu dem Fisch noch Garnelen oder Muscheln zufügen. Diese werden 10 Minuten vor dem Kochende beigegeben.

Sauerampfersuppe

Für 4 Personen

- Energetische Qualität der Speise: Sie wirkt aus energetischer Sicht erfrischend auf Ihren Körper.
- Besonders geeignet für Menschen, denen in ihrem Geburtsdatum folgende Zahlen fehlen (Defizite): 1 Sonne, 2 Mond, 3 Mars, 5 Jupiter, 7 Saturn.
- Seelische Wirkung und der Nutzen der Speise: Die Suppe zentriert Ihre Seele auf gewisse Themen wie Selbstliebe und Mut zum Leben.

- Geistige Wirkung und der Nutzen der Speise: Diese Suppe hilft, eine gute Konzentration zu erlangen.
- Körperliche Wirkung und der Nutzen der Speise bei folgenden Problemen: Aktinische Keratose, Altersweitsichtigkeit, Alzheimer, Anämie, zu hoher Cholesterinspiegel, Verdauungsschwierigkeiten. Besonders bei Hauterkrankungen und Verdauungsbeschwerden hat sich diese Suppe bewährt. Ebenso wird sie bei Blutarmut empfohlen.

Zubereitungszeit: ca. 60 Minuten | Nährwert: ca. 99 kcal/100 ml

Einkaufstipp

Sauerampfer bekommen Sie im gut sortierten Gemüseladen oder Supermarkt. Man kann frische Pflanzen aus nachhaltigem Anbau übers Internet bestellen. Vielleicht mögen Sie ihn auch im Garten kultivieren. Man pflückt die jungen, zarten Blätter.

Zutaten

2 Zwiebeln (3 Mars)
30 ml Rapsöl (1 Sonne)
400 g mageres Rindfleisch oder Geflügel in Bioqualität (3 Mars)
Salz (7 Saturn) und Pfeffer (3 Mars)
2 Kartoffeln (1 Sonne)
1 Ei (2 Mond)
1 TL gekörnte Gemüsebrühe (3 Mars)
200 g Sauerampferblätter (3 Mars)
Kräuter nach Geschmack (verschiedene Planetenimpulse)
1 Becher Sauerrahm (7 Saturn)

Zubereitung

1. Schneiden Sie die Zwiebeln klein. Diese kurz mit Öl anbraten und auf die Seite stellen.
2. Füllen Sie nun 1 Liter Wasser (5 Jupiter) in einen Topf und bringen Sie es zum Kochen. Fleisch, Salz und Pfeffer zufügen. Nach 20 Minuten geben Sie die angebratenen Zwiebeln dazu.
3. Nun schälen Sie die Kartoffeln und vierteln sie. In die Suppe geben.
4. Legen Sie in die Suppe auch ein ungeschältes Ei. Nach 10 Minuten holen Sie das Ei heraus und geben Brühe und geschnittene Sauerampferblätter in den Topf. Kochen Sie alles weitere 5 Minuten lang. Nun kann das Ei geschält und geschnitten werden. Geben Sie es wieder in die Suppe hinein. Fertig!

Achtung!

Sauerampfer enthält, ähnlich wie Rhabarber, Oxalsäure, die in höheren Dosen giftig ist. Man wird diese Suppe jedoch ohnehin nicht allzu oft genießen. Eine Portion pro Woche mit den hier angegebenen Mengen ist völlig ausreichend und unbedenklich.

Tipp: Servieren Sie die Suppe mit Brot, Kräutern und Sauerrahm. Die Suppe schmeckt sehr erfrischend.

Kürbissuppe

Für 4 Personen

- Energetische Qualität der Speise: Sie wirkt aus energetischer Sicht neutral-aufwärmend auf Ihren Körper.
- Besonders geeignet für Menschen, denen in ihrem Geburtsdatum folgende Zahlen fehlen (Defizite): 1 Sonne, 2 Mond, 3 Mars, 6 Venus, 8 Uranus, 9 Neptun.
- Seelische Wirkung und der Nutzen der Speise: Kürbis wirkt körperlich wie seelisch »entgiftend« und bringt Ihrer Seele Zufriedenheit.
- Geistige Wirkung und der Nutzen der Speise: Die Suppe ist besonders für geistig unruhige Menschen geeignet.
- Körperliche Wirkung und der Nutzen der Speise bei folgenden Problemen: Adipositas, Anämie, Blasenbeschwerden, Depression, Fuchsbandwurm, Gicht, Leberleiden, Nierenleiden, Obstipation, Prostatakrebs, Prostatitis, Rheuma, Verdauungsschwierigkeiten, Würmer. Sie gilt als gutes Anti-Aging-Mittel.

Zubereitungszeit: ca. 45 Minuten | Nährwert: ca. 81 kcal/100 ml

Zutaten

2 Knoblauchzehen (3 Mars)
2 Zwiebeln (3 Mars)
2,5 kg Butternut- oder Spaghettikürbis (1 Sonne)
50 g Butter (2 Mond)
½ l Gemüsebrühe
½ Apfel (6 Venus)
1 TL Zucker (0 Pluto)
Salz (7 Saturn), Pfeffer (3 Mars), Muskat (2 Mond)
Eventuell 50 ml Weißwein oder Sherry (8 Uranus)

2 EL Sojasoße (9 Neptun)
200 ml Sahne (9 Neptun)
Einige Kürbiskerne (1 Sonne)
Etwas Kresse (2 Mond)

Zubereitung

1. Schneiden Sie Knoblauch, Zwiebeln und Kürbis klein. Nun die Butter in den Topf geben und Zwiebel- und Knoblauchstücke darin braten.
2. Geben Sie die Brühe in den Topf und lassen Sie sie aufkochen. Danach Kürbis- und Apfelstücke dazugeben und die Suppe 20 Minuten kochen lassen.
3. Fügen Sie Zucker, Salz, Pfeffer und eine Prise Muskatnusspulver dazu und pürieren Sie die Mischung. Anschließend geben Sie Weißwein oder Sherry (optional), Sojasoße und Sahne hinein. Pürieren Sie die Suppe noch einmal ganz kurz.

Tipp: Servieren Sie die Suppe in einem ausgehöhlten rohen Kürbis oder in einem Brotlaib und kreieren Sie erst dann mit Sahne und Sojasoße ein dekoratives Muster, das Sie eventuell noch mit Kürbiskernen und Kresse ergänzen.

Grüne Erbsensuppe

Für 4 Personen

- Energetische Qualität der Speise: Sie wirkt aus energetischer Sicht neutral auf Ihren Körper.
- Besonders geeignet für Menschen, denen in ihrem Geburtsdatum folgende Zahlen fehlen (Defizite): 1 Sonne, 3 Mars, 4 Merkur, 7 Saturn, 9 Neptun.

Kürbissuppe

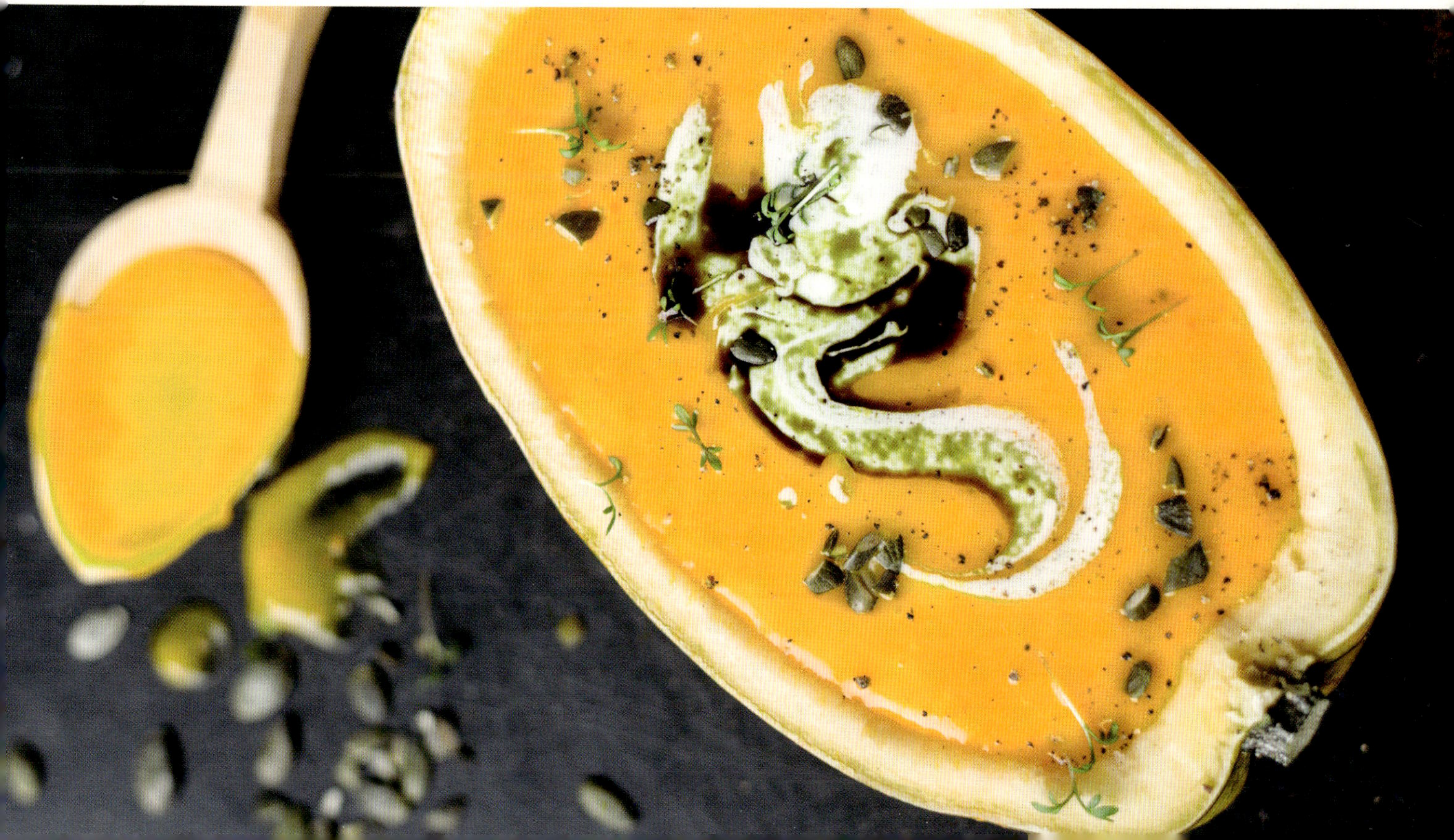

- Seelische Wirkung und der Nutzen der Speise: Auf die Seele wirkt diese Suppe als echter »Wärmer«. Erbsensuppe aktiviert das Herz-Chakra und dadurch Ihr Fühlen. Die Farbe belebt die Lust am Leben.
- Geistige Wirkung und der Nutzen der Speise: Die Suppe aktiviert die Kanäle zur geistigen Welt.
- Körperliche Wirkung und der Nutzen der Speise bei folgenden Problemen: Altersvergesslichkeit, Appetitlosigkeit, Asthma, Erschöpfung, Harnwegsentzündung, Magengeschwüre, Migräne, multiple Sklerose, Schmerzen. Erbsenprotein ist eine pflanzliche und eisenreiche Aminosäurenquelle. Sie ist nicht nur für Sportler und Vegetarier, sondern auch für ältere Menschen besonders geeignet, die einen Muskelabbau verhindern möchten. Sellerie wirkt zusätzlich reinigend auf Ihre Harnwege und Leber, und er entgiftet den Körper.

Zubereitungszeit: ca. 40 Minuten | Nährwert: ca. 41 kcal/100 ml

Zutaten

150 g Karotten (4 Merkur)
150 g Knollensellerie (4 Merkur)
2 Zwiebeln (3 Mars)
1 EL Butter (7 Saturn) zum Braten
Salz (7 Saturn), Pfeffer (3 Mars), Muskatnuss (2 Mond), roter Pfeffer (3 Mars), Lorbeerblatt (9 Neptun), Zucker (0 Pluto)
700 ml Gemüsefond (verschiedene Planetenimpulse)
150 g Kasseler (3 Mars)
600 g frische oder tiefgekühlte Erbsen (1 Sonne)
200 ml Schlagsahne (9 Neptun)
50 g saure Sahne (9 Neptun)

Zubereitung

1. Schneiden Sie Möhren, Sellerie und Zwiebeln klein und braten Sie sie kurz mit Butter an. Salz, Pfeffer, Muskat, Pfeffer, Lorbeerblatt und eine Prise Zucker dazugeben. Mit Fond auffüllen, Kasseler zugeben und 7 Minuten kochen lassen.
2. Anschließend geben Sie frische oder aufgetaute Erbsen hinein und kochen die Suppe noch weitere 4 Minuten. Vom Herd nehmen und 10 Minuten stehen lassen. Nehmen Sie das Kasseler und das Lorbeerblatt aus der Suppe.
3. Nun pürieren Sie die Suppe mit einem Pürierstab durch. Geben Sie anschließend die Sahne dazu, und erwärmen Sie die Suppe wieder auf dem Herd.

Tipp: Servieren Sie die Suppe in vorgewärmten Tellern, garnieren Sie sie mit Kasselerstücken und saurer Sahne. Veganer und Vegetarier lassen das Fleisch und die Sahne weg. Statt Sahne verwenden Sie Kokosmilch.

Schalti barschi (kalt)

Für 4 Personen

- Energetische Qualität der Speise: Sie wirkt aus energetischer Sicht erfrischend auf Ihren Körper.
- Besonders geeignet für Menschen, denen in ihrem Geburtsdatum folgende Zahlen fehlen (Defizite): 1 Sonne, 2 Mond, 3 Mars, 4 Merkur, 7 Saturn.

Schalti barschi

»Schalti barschi« heißt so viel wie »kalter Borschtsch, kalte Suppe«.

- Seelische Wirkung und der Nutzen der Speise: Diese altbewährte Suppenrezeptur aus Litauen wirkt beruhigend auf die Psyche.
- Geistige Wirkung und der Nutzen der Speise: Wenn Sie Probleme mit der Konzentration haben, essen Sie diese Suppe öfter.
- Körperliche Wirkung und der Nutzen der Speise bei folgenden Problemen: Adipositas, Asthma, Avitaminose, Azidose, Basedow-Krankheit, Bluthochdruck, Burn-out, zu hoher Cholesterinspiegel, Gallenbeschwerden, Gastritis, Immunschwäche, Krämpfe, Krampfadern, Leberzirrhose, Magenübersäuerung, Migräne, Nierenleiden, Prostatitis, Verdauungsschwierigkeiten. Die Suppe regt die Verdauung an und unterstützt die Magenschleimhäute. Sie wirkt entgiftend und ist bei Sommertemperaturen ideal. Diese Suppe wird ebenso bei Blutarmut und Nierensteinen sowie bei Gallenbeschwerden empfohlen. Sie ist harntreibend und blutaufbauend. Die Suppe wirkt basisch und stärkt Ihr Immunsystem.

Zubereitungszeit: ca. ½ Stunde | Nährwert: ca. 31 kcal/100 ml.

Zutaten

1 frische Gurke (2 Mond)
1 gekochte Rote Bete (4 Merkur)
1 Bund Schnittlauch (3 Mars), 1 Bund Dill (1 Sonne),
20 g Meerrettich (4 Merkur)
1 l Buttermilch (2 Mond)
1 Becher Joghurt (2 Mond)
Salz (7 Saturn) und Pfeffer (3 Mars)
Eventuell 1 gekochtes Ei (2 Mond) und/oder glatte Petersilie (4 Merkur und 2 Mond)
Einige Dillspitzen (1 Sonne)
Eventuell 5 gekochte Salzkartoffeln (1 Sonne)

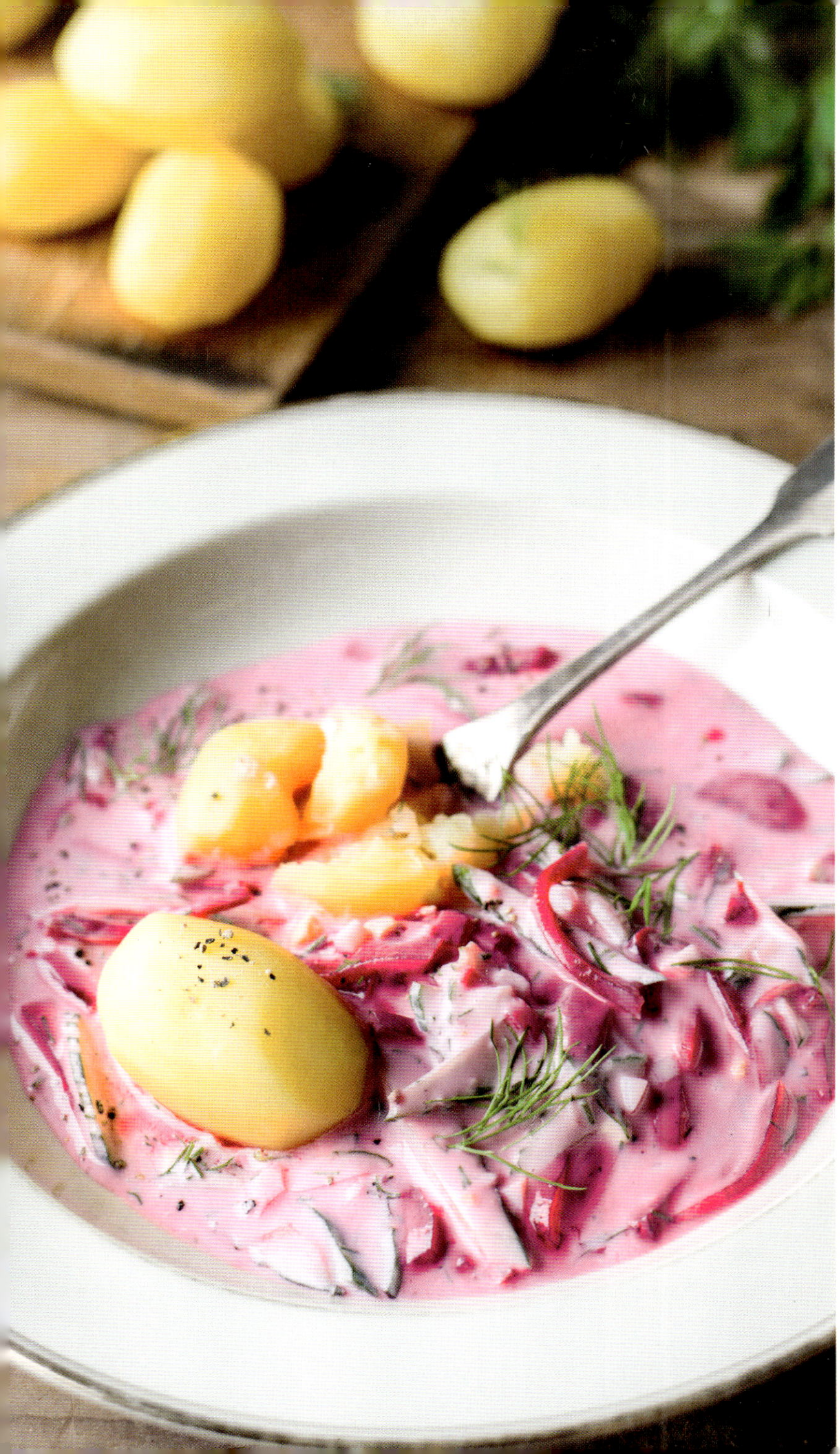

Schalti barschi (kalt)

Zubereitung

1. Schneiden Sie die Gurke und die Rote Bete in Streifen. Geben Sie die klein gehackten Kräuter und die Buttermilch, den Joghurt sowie Salz und Pfeffer dazu.
2. Lassen Sie die Suppe 1 Stunde im Kühlschrank ziehen.
3. Mit gehacktem Ei und/oder Petersilie und Dill dekoriert kalt servieren.

Tipp: Manche Köche verwenden statt Buttermilch Kefir. So wird die Suppe etwas bekömmlicher. Als Beilage können Sie gekochte Salzkartoffeln servieren. Diese werden mit frischen Dillspitzen verziert.

Gurken-Avocado-Suppe (kalt)

Für 4 Personen

- Energetische Qualität der Speise: Sie wirkt aus energetischer Sicht kühlend auf Ihren Körper.
- Besonders geeignet für Menschen, denen in ihrem Geburtsdatum folgende Zahlen fehlen (Defizite): 1 Sonne, 2 Mond, 3 Mars, 5 Jupiter.
- Seelische Wirkung und der Nutzen der Speise: Diese Suppe beruhigt die Psyche und wirkt oft Wunder bei Depressionen.
- Geistige Wirkung und der Nutzen der Speise: Diese Speise ist eine typische Herz-Chakra-Speise. Sie lässt Sie sensibilisiert nachdenken.
- Körperliche Wirkung und der Nutzen der Speise bei folgenden Problemen: Abszess, Alkoholismus, Androgenisierung, Apoplex, Blasenentzündung, Depression, Diabetes, Hexenschuss, Immunschwäche, Karies, Krebs, Menopausenbeschwerden. Die-

se schmackhafte Anti-Aging-Suppe ist vor allem in den Sommermonaten empfehlenswert. Das Avocado-Fruchtfleisch enthält besonders viel Fett, in dem sehr viele gesunde ungesättigte Fettsäuren sind. Zudem findet man darin essenzielle Aminosäuren, verschiedene Mineralstoffe und Vitamine, insbesondere die Vitamin der B-Gruppe und Vitamin E. Sie helfen gegen freie Radikale im Körper. Das bedeutet unter anderem eben, dass der Alterungsprozess verlangsamt wird.

Zubereitungszeit: ca. 25 Minuten | Nährwert: ca. 70 kcal/100 ml

Zutaten

1 Salatgurke (2 Mond)
1 Avocado (5 Jupiter)
20 g frischer Dill (1 Sonne)
1 Bund Schnittlauch (3 Mars)
1 Knoblauchzehe (3 Mars)
Salz (7 Saturn) und Pfeffer (3 Mars)
½ l Buttermilch (2 Mond), 1 Schuss Zitronensaft (1 Sonne)

Zubereitung

1. Schneiden Sie das Gemüse in Würfel, geben Sie die geschnittenen Kräuter, den klein gehackten Knoblauch, je eine Prise Salz und Pfeffer und anschließend die Buttermilch dazu.
2. Die Zutaten zu einer einheitlichen Masse pürieren. Verfeinern Sie die Suppe nach Geschmack mit einem Schuss Zitronensaft.

Tipp: Zu der Suppe passen Brot oder gekochte Salzkartoffeln. Manche Köche geben etwas Wasser dazu, so ist die Suppe nicht so dickflüssig.

Haupt-speisen

Plow

Für 4 Personen

- Energetische Qualität der Speise: Sie wirkt aus energetischer Sicht neutral-warm auf Ihren Körper.
- Besonders geeignet für Menschen, denen in ihrem Geburtsdatum folgende Zahlen fehlen (Defizite): 1 Sonne, 3 Mars, 4 Merkur, 5 Jupiter, 8 Uranus.

Die sieben Kräfte des Plow

Der ursprüngliche Name des Plow ist »Palow Os«. Die sieben Buchstaben stehen für die Zutaten (auf Usbekisch): P steht für Pies (Zwiebel [3 Mars]), A für Aes (Karotten [4 Merkur]), L für Lachm (Fleisch [3 Mars]), O für Olio (Öl oder Fett [1 Sonne]), W für Wet (Salz [7 Saturn]), O für Ob (Wasser [5 Jupiter]) und S für Schali (Reis [8 Uranus]).

- Seelische Wirkung und der Nutzen der Speise: Plow sorgt für eine gute seelische Kommunikationsebene.
- Geistige Wirkung und der Nutzen der Speise: Diese Speise wirkt sehr positiv auf Ihr Gehirn. Besonders wenn sich Ihr »Kopfka-

russell« dreht – Sie also von allen möglichen Gedanken abgelenkt werden –, ist sie zu empfehlen.

Körperliche Wirkung und der Nutzen der Speise bei folgenden Problemen: Anämie, Burn-out, Darmprobleme, Eisenmangelanämie, Herzprobleme, Hexenschuss, Magengeschwür, Müdigkeit, Nervenschwäche, Schlafstörungen. Schon der berühmte Arzt, Philosoph und Astronom Avicenna bezeichnete den Plow als »Gericht der sieben Kräfte«. Der Plow gehört zu den heiligen Speisen und macht fit.

Zubereitungszeit: ca. 80 Minuten | Nährwert: 360 kcal/100 g

Zutaten

2 Karotten (4 Merkur)
4 Zwiebeln (3 Mars)
Eventuell 1 Paprikaschote (1 Sonne)
3 EL Rapsöl (1 Sonne)
300 g Puten- oder Lammfleisch in Bioqualität (3 Mars)
Salz (7 Saturn), Pfeffer (3 Mars), Koriander (5 Jupiter), Kurkuma (4 Merkur), Kümmel (7 Saturn), Safran (6 Venus), Rosmarin (1 Sonne), Sellerie (4 Merkur)
1 Knoblauchknolle (3 Mars)
600 g Vollwertreis (8 Uranus)
Petersilie (4 Merkur und 2 Mond), Dill (1 Sonne), Basilikum (3 Mars und 2 Mond)
Eventuell 1 Quecke (0 Pluto) oder 1 Apfel (6 Venus)
Schnittlauch (3 Mars) zum Garnieren

Zubereitung

1. Schneiden Sie Karotten und Zwiebeln und eventuell die Paprikaschote in Streifen. Braten Sie sie 10 Minuten im Öl an und geben Sie das in mundgerechte Stücke geschnittene Fleisch dazu. Weitere 10 Minuten braten.
2. Geben Sie nun 900 Milliliter Wasser (5 Jupiter) und die Gewürze nach Geschmack dazu. Legen Sie die ungeschälte Knoblauchknolle hinein. Kochen Sie das Gericht ½ Stunde weiter.
3. Waschen Sie den Reis drei- bis fünfmal. So bleibt er nach dem Kochen locker. Geben Sie ihn in den Topf. Lassen Sie das Wasser 15 Minuten lang weiter ausdämpfen.
4. Die klein gehackten frischen Kräuter nach Geschmack zugeben.
5. Einige Köche legen anschließend eine geschnittene Quecke oder Apfelschnitze darauf.
6. Wenn Sie sehen, dass das Wasser von der Reisoberfläche verschwunden ist, reduzieren Sie die Hitze und decken nun den Topf zu. Lassen Sie die Speise eine weitere ½ Stunde bei einer niedrigeren Temperatur ziehen. Danach Knoblauchknolle entfernen und servieren.

Tipp: Zum Plow servieren Usbeken frische Rettichscheiben mit Salz oder Brot *(Nan)*. Bestreuen Sie Plow mit Schnittlauchröllchen. Übrigens kann Plow auch im Backofen zubereitet werden. Alle Zutaten werden schichtweise in der Reihenfolge wie oben beschrieben in einen Topf gelegt. Der Topf wird zugedeckt und für 40 Minuten bei 180 Grad Umluft in den Ofen gestellt. In diesem Fall brauchen Sie jedoch eine Reissorte, die schneller gar wird, zum Beispiel Basmati aus kontrolliert biologischem Anbau. Vegetarier und Veganer können statt Fleisch Tofu nehmen, es schmeckt ebenso gut.

Buchweizen mit Joghurtsüppchen

Für 4 Personen

- Energetische Qualität der Speise: Sie wirkt aus energetischer Sicht erfrischend auf Ihren Körper.
- Besonders geeignet für Menschen, denen in ihrem Geburtsdatum folgende Zahlen fehlen (Defizite): 1 Sonne, 2 Mond, 3 Mars, 4 Merkur.
- Seelische Wirkung und der Nutzen der Speise: In Buchweizen steckt allgemein viel Kraft für Ihre Seele.
- Geistige Wirkung und der Nutzen der Speise: Buchweizen hilft Ihnen, sich auf bestimmte Themen zu fokussieren. Buchweizen schärft Ihre Gedanken.
- Körperliche Wirkung und der Nutzen der Speise bei folgenden Problemen: Adipositas, Blähungen, Diabetes, Gastritis, Herzleiden, Leberzirrhose, Obstipation, Venenleiden, Verdauungsschwierigkeiten. Buchweizen gilt als Diabetikerspeise. Das Getreide ist in der Lage, den Blutzuckerspiegel und den Blutdruck zu regulieren. Das darin enthaltene Lecithin ist zudem ein wichtiger Nährstoff für Leberzellen. Das wohlschmeckende Gericht wirkt entgiftend.

Zubereitungszeit: ca. 45 Minuten |
Nährwert: ca. 180 kcal/50 g Buchweizenbrei und 100 ml Suppe

Zutaten

Brei

1 Zwiebel (3 Mars)
1 EL Rapsöl (1 Sonne)
200 g Buchweizen (4 Merkur)
Paprikapulver (1 Sonne), Thymian (5 Jupiter), Kümmel (7 Saturn), Kurkuma (4 Merkur), Salz (7 Saturn), Pfeffer (3 Mars)

Süppchen
20 Basilikumblätter (3 Mars und 2 Mond)
20 Petersilienblätter (4 Merkur und 2 Mond)
2 Stangen Dill (1 Sonne)
2 Knoblauchzehen(3 Mars)
1 Bund Schnittlauch (3 Mars)
½ Tomate (8 Uranus)
Eventuell 1 Blatt Bärlauch
4 EL Sauerrahm (7 Saturn)
6 EL Buttermilch (2 Mond)
1 EL Frischkäseaufstrich (0 Pluto)
200 ml Naturjoghurt (2 Mond)
Salz (7 Saturn) und Pfeffer (3 Mars)
Eventuell 2 Tomaten (8 Uranus), 2 Blätter roten Mangold (2 Mond) und 1 EL Röstzwiebeln (3 Mars) pro Person

Zubereitung

1. Braten Sie die klein geschnittene Zwiebel in Rapsöl. Geben Sie 600 Milliliter Wasser (5 Jupiter) dazu und lassen Sie die Mischung 5 Minuten lang köcheln. Buchweizen dazugeben. Alles etwa 20 weitere Minuten lang kochen lassen. Verfeinern Sie den Brei mit den Gewürzen.
2. Bereiten Sie nun das kalte Süppchen zu. Hacken Sie Basilikum, Petersilie, Dill und Knoblauch sowie Schnittlauch und eine halbe Tomate klein. Sie können eventuell ein gehacktes Blatt Bärlauch zufügen. Geben Sie zu dieser Mischung sauren Rahm, Buttermilch, Frischkäse, Naturjoghurt, Salz und Pfeffer. Mischen Sie alles gut durch.

Buchweizen mit Joghurtsüppchen

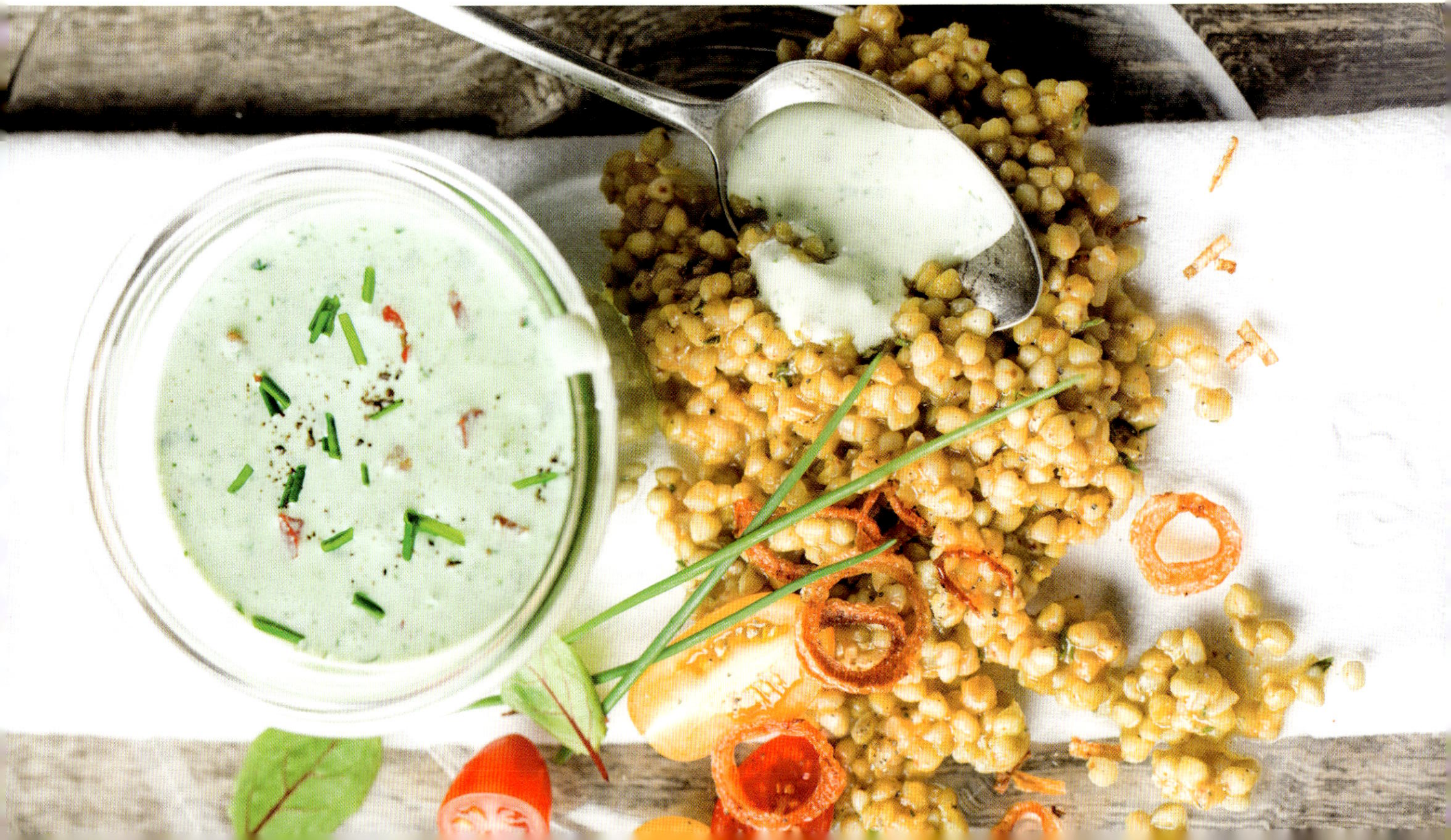

Tipp: Servieren Sie den Buchweizen auf einem Teller mit frischen Tomaten, rotem Mangold und eventuell mit einer Prise Röstzwiebeln.

Manti mit Kürbis

Für 4 Personen

- Energetische Qualität der Speise: Sie wirkt aus energetischer Sicht neutral auf Ihren Körper.

Manti

Manti oder Manty kommen aus dem Orient, gehören aber auch in Russland auf den Festtagstisch. Die gedämpften Teigtaschen werden mit verschiedenen Zutaten gefüllt.

- Besonders geeignet für Menschen, denen in ihrem Geburtsdatum folgende Zahlen fehlen (Defizite): 1 Sonne, 2 Mond, 3 Mars, 7 Saturn.
- Seelische Wirkung und der Nutzen der Speise: Kürbis ist kalorienarm und dadurch für Diäten geeignet, die für ein positiveres Körperbewusstsein sorgen können. Auch bei Depressionen hilft er rasch.
- Geistige Wirkung und der Nutzen der Speise: Kürbis bringt Ihrem Geist die Energie der Sonne und ist dadurch bei Meditationen empfehlenswert
- Körperliche Wirkung und der Nutzen der Speise bei folgenden Problemen: Adipositas, Augenleiden, Depressionen, Entzündungen, Erkältungen, Krebs, Nervenleiden, Neurodermitis,

Nierenleiden, Verdauungsschwierigkeiten. Kürbis strotzt vor Vitalstoffen. Er enthält Antioxidanzien und ist dadurch ein echter Schutzschild gegen viele Erkrankungen. Er wirkt entzündungshemmend und wird bei Nieren- und Hautkrankheiten sowie bei Krebs und Diabetes empfohlen. Genauso wertvoll sind seine Dienste in puncto Zellschutz, denn Kürbis enthält Beta-Carotin, das in der Lage ist, Krebszellen zu neutralisieren.

Zubereitungszeit: ca. 1 Stunde | Nährwert: ca. 190 kcal/100 g

Zutaten

Teig

500 g Vollwertmehl (7 Saturn)
1 Ei (2 Mond)
1 Prise Salz (7 Saturn)

Füllung

300 g Hokkaidokürbis (1 Sonne)
3 Zwiebeln (3 Mars)
Salz (7 Saturn) und Pfeffer (3 Mars)
Eventuell frischer Koriander (5 Jupiter) und Kümmelpulver (7 Saturn)
Etwa 50 g Butter (7 Saturn)
Etwa 0,1 l Rapsöl (1 Sonne)

Zubereitung

1. Mischen Sie alle Teigzutaten mit 100 Milliliter Wasser (5 Jupiter) zusammen und kneten Sie den Teig gut durch. Er ist von der Konsistenz dann wie ein Nudelteig. Rollen Sie ihn dünn aus und stechen Sie aus ihm Kreise mit einem Durchmesser von 10 Zentimetern heraus.

2. Bereiten Sie nun die Füllung zu. Reiben Sie den Kürbis mit einer groben Reibe. Klein geschnittene Zwiebeln und Gewürze dazugeben.
3. Geben Sie 3 EL Füllung in die Mitte jedes Kreises. Dazu ½ TL Butter.
4. Am einfachsten ist es, den Teig auf beiden Seiten hochzuklappen und in der Mitte auf circa 3 Zentimeter Länge zusammenzudrücken, dann die Enden hochzuklappen und quer zum Mittelteil zu verbinden. Am Schluss die Ränder fest zusammenpressen. Es gibt jedoch auch andere Techniken, wie man Manti formen kann. Einige nehmen die Seiten rechts und links oben in der Mitte zusammen und drücken den Teig fest an der Naht zusammen. Die Enden werden offen gelassen. Anschließend werden die Enden oben und unten fest zusammengedrückt. So entsteht eine Art »Schiffchen«, wie die Abbildung sie zeigt.

Dampfgarer

Man verwendet für dieses Rezept idealerweise einen Dampfgarer mit mehreren Böden. In Russland und Mittelasien gibt es spezielle Töpfe für Manti.

5. Die Böden des Dampfgarers mit Öl einpinseln, damit die Manti nicht daran kleben bleiben. Manti auf den Böden verteilen und etwa 25 Minuten dünsten.

Tipp: Dazu passt frischer Salat. Manche Köche servieren Manti mit frischen Gurken und Tomaten.

Manti mit Fleisch

Für 4 Personen

- Energetische Qualität der Speise: Sie wirkt aus energetischer Sicht warm auf Ihren Körper.
- Besonders geeignet für Menschen, denen in ihrem Geburtsdatum folgende Zahlen fehlen (Defizite): 2 Mond, 3 Mars, 5 Jupiter, 7 Saturn.
- Seelische Wirkung und der Nutzen der Speise: Manti bringen neue Energie für Ihren Körper und Ihre Seele. Sie wärmen auf und verbessern die Stimmung.
- Geistige Wirkung und der Nutzen der Speise: Im mittelasiatischen Raum von Kasachstan und Usbekistan bis zur Mongolei werden Manti buchstäblich geistige Zauberkräfte zugesprochen.
- Körperliche Wirkung und der Nutzen der Speise bei folgenden Problemen: Adipositas, Anämie, Altersvergesslichkeit, Anorexie, Atemwegsinfektionen, Bronchitis, Burn-out, Immunschwäche, Müdigkeit, Nervenschwäche, Schlafstörungen, Verdauungsschwierigkeiten.

Zubereitungszeit: ca. 60 Minuten | Nährwert: 256 kcal/100 g

Zutaten

Teig

Siehe das vorangegangene Rezept »Manti mit Kürbis«

Füllung

100 g Lammfleisch in Bioqualität (3 Mars)
2 Zwiebeln (3 Mars)
300 g Lammhackfleisch in Bioqualität (3 Mars)

Salz (7 Saturn) und Pfeffer (3 Mars)
Eventuell frischer Koriander (5 Jupiter) und Kümmelpulver (7 Saturn)

Zubereitung

1. Bereiten Sie den Teig vor wie im Rezept »Manti mit Kürbis« beschrieben.
2. Schneiden Sie Fleisch und Zwiebeln in kleine Würfel. Geben Sie das Hack, Salz, Pfeffer und eventuell Koriander und Kümmel dazu.
3. Nun können Sie die Teigteile wie im Rezept »Manti mit Kürbis« beschrieben füllen und zubereiten.

Tipp: Dazu passt frischer Salat (Rucola und/oder Brunnenkresse) mit Radieschenstiften.

Gegarter Kohl (Tuschonaja)

Für 4 Personen

- Energetische Qualität der Speise: Sie wirkt aus energetischer Sicht neutral auf Ihren Körper.
- Besonders geeignet für Menschen, denen in ihrem Geburtsdatum folgende Zahlen fehlen (Defizite): 1 Sonne, 2 Mond, 3 Mars.
- Seelische Wirkung und der Nutzen der Speise: Kohl ist bei allen Angstzuständen empfohlen.
- Geistige Wirkung und der Nutzen der Speise: Kohl »lockert« den Geist.
- Körperliche Wirkung und der Nutzen der Speise bei folgenden Problemen: Abszess, Aids, Adipositas, Alkoholismus, Alzheimer, Diabetes, zu hoher Cholesterinspiegel, Magengeschwüre,

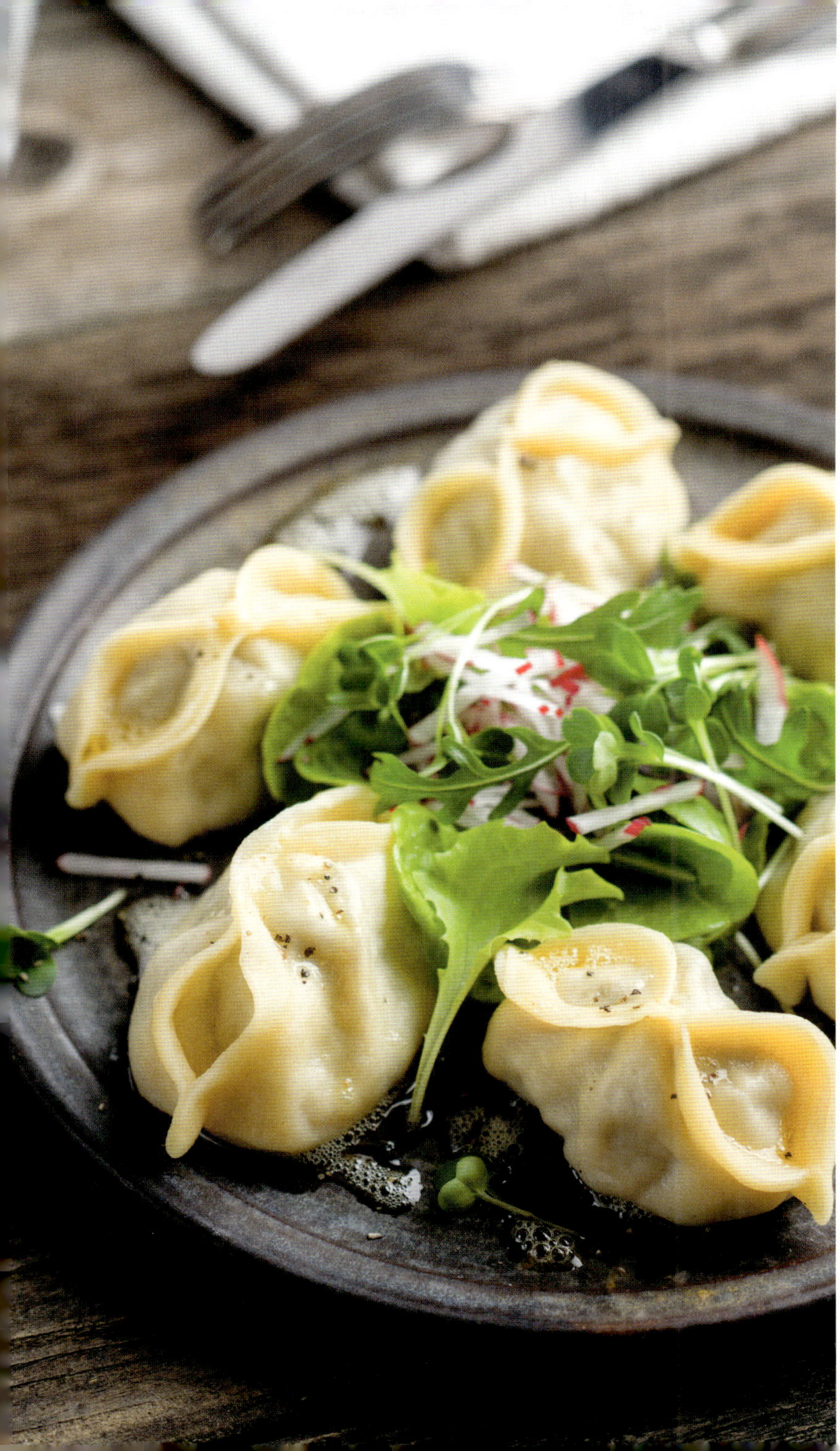

Manti mit Fleisch

Verdauungsprobleme. Diese Speise ist ein echter Basenmacher! Stoffwechsel und Verdauungssystem profitieren von Kohlmahlzeiten. Der Kohl liefert einige Vitalstoffe. Er kann den Blutzuckerspiegel, die Cholesterinwerte und das Gewicht wie auch den gesamten Magen-Darm-Trakt regulieren.

Zubereitungszeit: ca. 100 Minuten | Nährwert: ca. 35 kcal/100 g

Zutaten

3 Zwiebeln (3 Mars)
3 Kartoffeln (1 Sonne)
50 ml Rapsöl (1 Sonne)
1 mittelgroßer Weißkohl (2 Mond)
Salz (7 Saturn) und Pfeffer (3 Mars)
1 Knoblauchzehe (3 Mars)

Zubereitung

1. Schneiden Sie die Zwiebeln und die Kartoffeln in Würfel. Geben Sie das Öl in einen Topf und braten Sie die geschnittenen Zwiebelwürfel darin an. Geben Sie nun ½ Liter Wasser (5 Jupiter), Salz und Pfeffer sowie die Knoblauchzehe (ganz) dazu.
2. Kohl in dünne Streifen schneiden und in den Topf legen. Mischen Sie alles gut und kochen Sie es bedeckt 1 Stunde lang.
3. Danach Kartoffelwürfel untermischen und alles weitere 25 Minuten zugedeckt köcheln lassen.

Tipp: Der Kohl schmeckt am besten mit saurem Rahm. Manche Russen kochen das Gericht mit Fleisch. Dazu werden 300 Gramm Rindfleisch am Anfang mit den Zwiebeln angebraten. Der gesamte Ablauf bleibt gleich.

Pirozki mit Kartoffeln

Für 4 Personen

- Energetische Qualität der Speise: Sie wirkt aus energetischer Sicht neutral-warm auf Ihren Körper.

Pirozki

Pirozki sind Teigtaschen, die gebacken oder gebraten werden. Piroggen sind polnische wie russische Wareniki und werden gekocht.

- Besonders geeignet für Menschen, denen in ihrem Geburtsdatum folgende Zahlen fehlen (Defizite): 1 Sonne, 2 Mond, 3 Mars, 7 Saturn, 0 Pluto.
- Seelische Wirkung und der Nutzen der Speise: Im Osten kommen Kartoffeln täglich auf den Tisch, unter anderem weil sie eine beruhigende Wirkung auf die Seele haben.
- Geistige Wirkung und der Nutzen der Speise: Pirozki bringen verlorene mentale Energien zurück und unterstützen das Denken.
- Körperliche Wirkung und der Nutzen der Speise bei folgenden Problemen: Akne, Alzheimer, Arthrose, Avitaminose, Darmprobleme, Gicht, Hypertonie, Knochenschwund, Lungenentzündung, Parkinson, Rheuma. Wussten Sie, dass Kartoffeln gegen zu hohen Blutdruck helfen können? Sie enthalten leicht verdauliche Kohlenhydrate, hochwertiges Eiweiß und eine Reihe essenzieller Aminosäuren, elf verschiedene Vitamine und mehr als fünfzehn verschiedene Mineralstoffe.

Zubereitungszeit: ca. 140 Minuten | Nährwert: ca. 200 kcal/100 g

Zutaten

Füllung
2 kleine Zwiebeln (3 Mars)
500 g Kartoffeln (1 Sonne)
Etwas Rapsöl (1 Sonne) zum Anbraten
Salz (7 Saturn) und Pfeffer (3 Mars)

Teig
½ l Milch (2 Mond)
35 g Hefe (0 Pluto)
Salz nach Geschmack (7 Saturn)
250 g Vollwertmehl (7 Saturn)
300 ml Rapsöl zum Braten (1 Sonne)

Zubereitung

1. Hacken Sie die Zwiebeln klein. Die Kartoffeln kochen und pellen. Machen Sie einen Brei daraus. Braten Sie die Zwiebeln in etwas Öl, bis sie goldfarben sind, und geben Sie sie zu den Kartoffeln. Vermischen und Salz und Pfeffer, dazugeben.
2. Mischen Sie Milch, Hefe, etwas Salz und Mehl zusammen, und lassen Sie den Teig 1 Stunde ruhen. Nachdem der Teig aufgegangen ist, schlagen Sie ihn und lassen ihn eine weitere Stunde stehen. Schlagen Sie ihn wieder. Halten Sie den Teig nochmal 1 Stunde warm. Nach 3 Stunden ist er fertig.
3. Nun können Sie ihn portionieren und mit den weiteren Zutaten füllen. Dazu immer eine Handvoll Teig nehmen und ihn mit etwas Mehl flach ausrollen.
4. Geben Sie die Füllung darauf, und kleben Sie die Teigränder darüber zusammen. Lassen Sie die geformten Pirozki 20 Minuten auf einem Blech liegen. So wird der Teig später lockerer.

5. Braten Sie den Teig im Öl in einer Pfanne auf jeder Seite 5 Minuten lang.

Tipp: Servieren Sie die Pirozki mit Sauerrahm. Als Alternative können sie mit Sauerkraut gefüllt werden.

Pirozki mit Ei und Lauch

Für 4 Personen

- Energetische Qualität der Speise: Sie wirkt aus energetischer Sicht neutral auf Ihren Körper.
- Besonders geeignet für Menschen, denen in ihrem Geburtsdatum folgende Zahlen fehlen (Defizite): 1 Sonne, 2 Mond, 3 Mars, 7 Saturn, 0 Pluto.
- Seelische Wirkung und der Nutzen der Speise: Diese Speise aktiviert die weiblichen Anteile Ihrer Seele.
- Geistige Wirkung und der Nutzen der Speise: Lauch liefert Vitamin C und K, Beta-Carotin und Antioxidanzien, die das Gehirn, das Herz und die Blutgefäße schützen.
- Körperliche Wirkung und der Nutzen der Speise bei folgenden Problemen: Augenleiden, Bandscheibenvorfall, Demenz, Depression, Herzleiden, Immunschwäche, Osteoporose, Verdauungsschwierigkeiten. Diese einzigartig schmeckende Anti-Aging-Speise gehört zu meinen Favoriten: Sie liefert viele Eiweiße und unterstützt dadurch die Muskulatur. Lauch unterstützt die Darmtätigkeit und schützt vor Osteoporose. Er wirkt gegen depressive Verstimmung und Demenz und stärkt Ihr Immunsystem besonders in den Wintermonaten.

Zubereitungszeit: ca. 140 Minuten | Nährwert: ca. 220 kcal/100 g

Zutaten

Füllung

3 Eier (2 Mond)
2 Bund Lauch (3 Mars)
Salz (7 Saturn) und Pfeffer (3 Mars)

Teig

Wie im vorangegangenen Rezept »Pirozki mit Kartoffeln«

Zubereitung

1. Die Eier hart kochen, abschrecken und abkühlen lassen. Schälen und klein schneiden. Waschen Sie den Lauch und hacken Sie ihn klein. Vermischen Sie den Lauch mit den Eiern und geben Sie Salz und Pfeffer dazu.
2. Bereiten und füllen Sie den Teig wie im vorangegangenen Rezept »Pirozki mit Kartoffeln« beschrieben. Braten Sie Pirozki allerdings je 15 Minuten lang.

Tipp: Servieren Sie die Pirozki mit Sauerrahm.

Samsa mit Kürbis

Für 4 Personen

- Energetische Qualität der Speise: Sie wirkt aus energetischer Sicht neutral auf Ihren Körper.

Samsa

»Samsa« nennt man Ecktaschen aus Teig. In Usbekistan werden Samsa mit verschiedenen Füllungen angeboten. Sie werden sogar auf der Straße in speziellen Öfen (Tandir, ähnlich wie die Tandoori-Öfen in Indien) gebacken.

- Besonders geeignet für Menschen, denen in ihrem Geburtsdatum folgende Zahlen fehlen (Defizite): 1 Sonne, 3 Mars, 7 Saturn.
- Seelische Wirkung und der Nutzen der Speise: Kürbis aktiviert in Ihrer Seele Mut.
- Geistige Wirkung und der Nutzen der Speise: Kürbis bringt Sonnenenergie in Ihren Geist und lässt ihn so richtig »powern«.
- Körperliche Wirkung und der Nutzen der Speise bei folgenden Problemen: Adipositas, Augenleiden, Erkältungen, Krebs, Nervenschwäche, Neurodermitis, Nierenleiden, Verdauungsschwierigkeiten. Diese sehr beliebte usbekische Speise ist kalorienarm. Kürbis ist sehr gesund und entlastet den Darm. Er dient auch der Regeneration geschädigter Bauchspeicheldrüsenzellen.

Zubereitungszeit: ca. 45 Minuten | Nährwert: ca. 230 kcal/100 g

Zutaten

3 Zwiebeln (3 Mars)
150 ml Rapsöl (1 Sonne)
Salz (7 Saturn), Pfeffer (3 Mars), Kümmel (7 Saturn)
500 g Kürbis (1 Sonne)
500 g Blätterteig aus dem Kühlregal (7 Saturn)

Zubereitung

1. Schneiden Sie die Zwiebeln klein. Öl dazugeben. Mischen Sie auch die Gewürze bei.
2. Reiben Sie den Kürbis mit einer Reibe klein und drücken Sie den Saft ab. Geben Sie den geriebenen Kürbis zu den anderen Zutaten und vermischen Sie alles.
3. Schneiden Sie nun den Blätterteig in Quadrate von circa 8 bis 10 Zentimeter Seitenlänge. Legen Sie 1 EL Füllung in die Mitte jedes Teigteils, schlagen Sie die Ecken zusammen, sodass Sie dreieckige Täschchen erhalten. Drücken Sie die Ränder fest. Backen Sie die Samsa 20 Minuten bei 200 Grad Ober- und Unterhitze auf einer unteren Schiene im Ofen.

Tipp: Servieren Sie die Samsa mit Salat oder Gemüse.

Samsa mit Fleisch und Kartoffeln

Für 4 Personen

- Energetische Qualität der Speise: Sie wirkt aus energetischer Sicht neutral auf Ihren Körper.
- Besonders geeignet für Menschen, denen in ihrem Geburtsdatum folgende Zahlen fehlen (Defizite): 1 Sonne, 3 Mars, 7 Saturn.

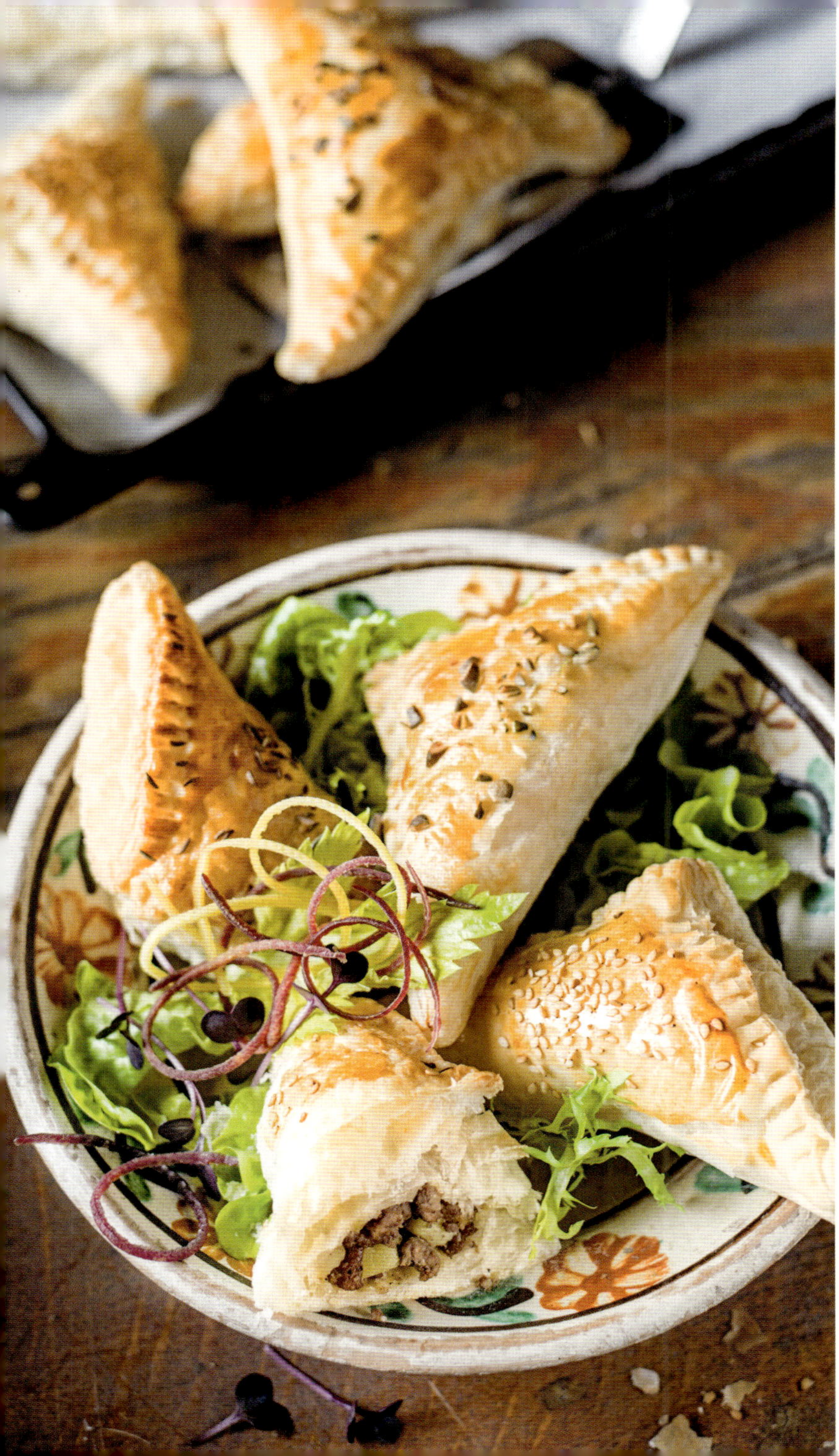

Samsa mit Fleisch und Kartoffeln

- Seelische Wirkung und der Nutzen der Speise: Samsa gehört in Usbekistan zu jeder Hochzeitstafel. Sie symbolisieren die seelische Nähe der Brautleute.
- Geistige Wirkung und der Nutzen der Speise: Samsa fördert alles Geistige.
- Körperliche Wirkung und der Nutzen der Speise bei folgenden Problemen: affektive Störungen, Bronchitis, Altersvergesslichkeit, Atemwegsinfektionen, Eisenmangelanämie, Hexenschuss, Müdigkeit, Schlafstörungen, Wechseljahrbeschwerden, Verdauungsschwierigkeiten. Samsa mit Fleisch und Kartoffeln ist die gängigste Variante von Samsa. Auch diese Füllung erwärmt den Körper und die Seele und versorgt den Organismus mit wichtigen Nährstoffen. Die Mischung sorgt für einen gesunden Säure-Basen-Haushalt.

Zubereitungszeit: ca. 45 Minuten | Nährwert: ca. 339 kcal/100 g

Zutaten

3 Zwiebeln (3 Mars)
150 ml Rapsöl (1 Sonne)
Salz (7 Saturn), Pfeffer (3 Mars), Kümmel (7 Saturn)
2 Kartoffeln (1 Sonne)
500 g Lammhackfleisch in Bioqualität (3 Mars)
500 g Blätterteig aus dem Kühlregal (7 Saturn)

Zubereitung

1. Schneiden Sie die Zwiebeln klein. Öl dazugeben. Mischen Sie auch die Gewürze bei. Schneiden Sie die Kartoffeln in kleine Würfel. Geben Sie die Kartoffelwürfel und das Hack zu den anderen Zutaten.

2. Bereiten Sie die Teigtäschchen wie im vorangegangenen Rezept »Samsa mit Kürbis« beschrieben zu.

Tipp: Servieren Sie auch diese Samsa mit Salat (etwa roter Brunnenkresse) oder Gemüse.

Rote-Bete-Auflauf

Für 4 Personen

- Energetische Qualität der Speise: Sie wirkt aus energetischer Sicht neutral auf Ihren Körper.
- Besonders geeignet für Menschen, denen in ihrem Geburtsdatum folgende Zahlen fehlen (Defizite): 2 Mond, 3 Mars, 4 Merkur, 7 Saturn, 8 Uranus, 0 Pluto.
- Seelische Wirkung und der Nutzen der Speise: Rote Bete liefert eine Vielzahl an Vitaminen, Mineralien und wertvollen Pflanzenstoffen, die für eine ausgeglichene Psyche wichtig sind.
- Geistige Wirkung und der Nutzen der Speise: Rote Bete enthält Nitrat, das zu hohen Blutdruck senken kann. Das wirkt sehr positiv auch auf das Gehirn und somit auf die Konzentrationsfähigkeit.
- Körperliche Wirkung und der Nutzen der Speise bei folgenden Problemen: Besenreiser, Erschöpfung, Gallenbeschwerden, Hypertonie, Insult, Kopfschmerzen, Krebs, Leberzirrhose, Nervenschwäche, Verdauungsschwierigkeiten. Rote Bete enthält Betain, das das Risiko für Herzkrankheiten senkt. Weiterhin enthält sie Anthocyane, die vor Krebs schützen.

Zubereitungszeit: ca. 80 Minuten | Nährwert: ca. 180 kcal/100 g

Zutaten

600 g Rote Bete (4 Jupiter)
1 Lorbeerblatt (9 Neptun), Salz (7 Saturn), ½ TL Kümmel (7 Saturn)
1 EL Essig (7 Saturn)
1 Knoblauchzehe (3 Mars)
Pfeffer (3 Mars)
100 g geriebener Hartkäse (0 Pluto)
100 ml Buttermilch (2 Mond)
80 ml Sahne (7 Saturn)
1 Bund Schnittlauch (3 Mars)

Zubereitung

1. Geben Sie die Rote Bete ungeschält in einen Topf mit so viel Wasser (5 Jupiter), dass das Gemüse bedeckt ist. Lorbeerblatt, Salz, Kümmel und Essig zufügen. Lassen Sie alles aufkochen und 1 Stunde bei kleiner Hitze garen.
2. Schälen Sie die Knoblauchzehe, halbieren Sie sie längs, und streichen Sie damit eine Auflaufform aus. Hacken Sie den restlichen Knoblauch fein.
3. Heizen Sie nun den Backofen auf 180 Grad Oberhitze vor.
4. Wenn die Rote Bete nach 1 Stunde gar ist, schütten Sie das Kochwasser fort und schrecken das Gemüse mit kaltem Wasser ab. Schälen Sie die Rote Bete, und schneiden Sie sie in dünne Scheiben. Diese in die Auflaufform legen und mit Salz, Pfeffer und Knoblauch würzen.
5. Verteilen Sie den geriebenen Käse darauf. Buttermilch und Sahne darübergeben. Überbacken Sie den Auflauf bei mittlerer Hitze 20 Minuten.

Tipp: Geben Sie vor dem Servieren Schnittlauch darüber.

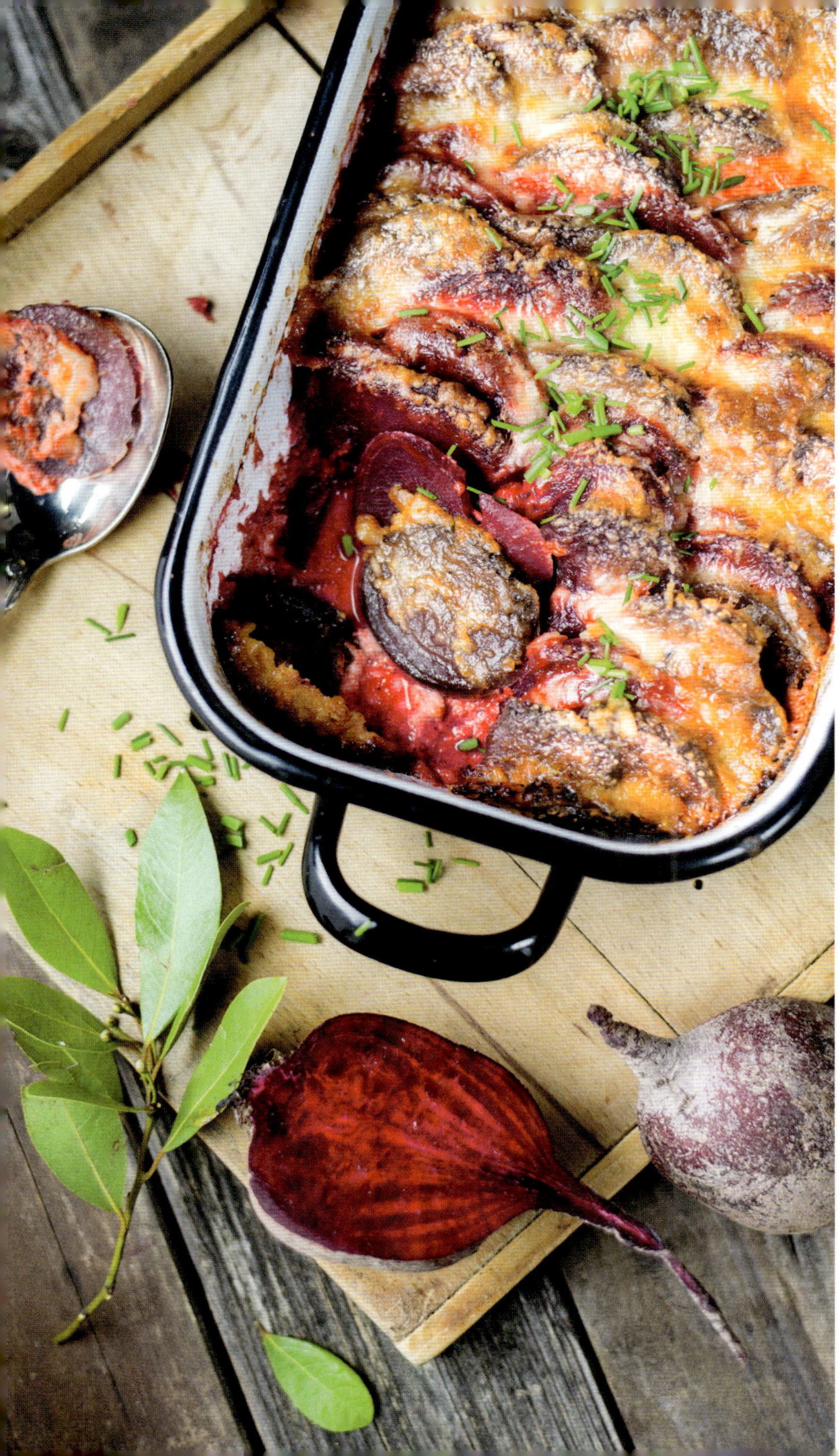

Rote-Bete-Auflauf

Fleischfrikadellen nach russischer Art

Für 4 Personen

- Energetische Qualität der Speise: Sie wirkt aus energetischer Sicht neutral-warm auf Ihren Körper.
- Besonders geeignet für Menschen, denen in ihrem Geburtsdatum folgende Zahlen fehlen (Defizite): 1 Sonne, 2 Mond, 3 Mars, 5 Jupiter, 8 Uranus.
- Seelische Wirkung und der Nutzen der Speise: Diese Speise wärmt auf und vermittelt besonders in der kalten Jahreszeit ein Gefühl der Geborgenheit. Das tut Ihrer Seele gut.
- Geistige Wirkung und der Nutzen der Speise: Diese Speise liefert Vitamine, Kohlenhydrate und Eiweiße und gilt allgemein als ganzheitliche Mahlzeit für Körper, Geist und Seele.
- Körperliche Wirkung und der Nutzen der Speise bei folgenden Problemen: Anämie, Altersvergesslichkeit, Anorexie, Atemwegsinfektion, Bronchitis, Eisenmangelanämie, Immunschwäche, Kopfschmerzen, Müdigkeit, Schlafstörungen, Wechseljahrbeschwerden, Verdauungsschwierigkeiten. Besonders Fenchel, Paprika, Knoblauch und Tomate bewirken durch ihre Vitalstoffe eine Stärkung des Immunsystems.

Zubereitungszeit: ca. 45 Minuten | Nährwert: ca. 197 kcal/100 g

Zutaten

1 Ei (2 Mond) oder etwas Vollwertmehl (7 Saturn)
Salz (7 Saturn) und Pfeffer (3 Mars)
2 Zwiebeln (3 Mars)
500 g Lammhackfleisch in Bioqualität (3 Mars)
1 Zucchino (5 Jupiter)
1 Tomate (8 Uranus)

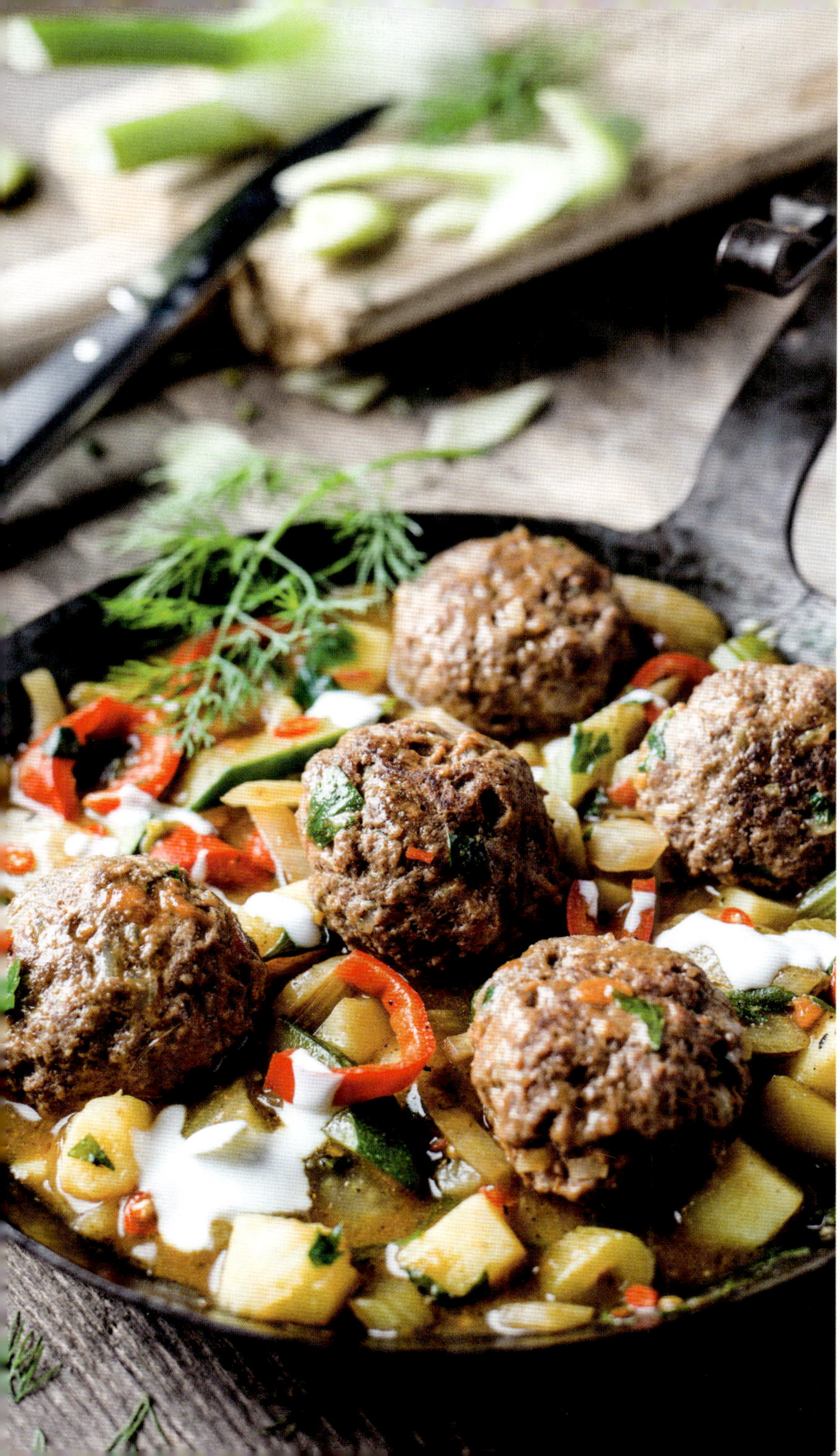

Fleischfrikadellen nach russischer Art

1 Paprika (1 Sonne)
1 Fenchel (0 Pluto und 4 Merkur)
10 Kartoffeln (1 Sonne)
Schnittauch (3 Mars), Basilikum (3 Mars und 2 Mond), Petersilie (4 Merkur und 2 Mond), Dill (1 Sonne)
2 EL Rapsöl (1 Sonne)
Kümmel (7 Saturn), Safran (6 Venus), Kurkuma (4 Merkur), Paprika (1 Sonne), Chili (3 Mars)
1 Knoblauchzehe (3 Mars)
1 EL Sauerrahm (7 Saturn) pro Portion und weitere frische Kräuter (diverse Planetenimpulse)

Zubereitung

1. Geben Sie das Ei (oder das Mehl) und Salz sowie Pfeffer und eine geschnittene Zwiebel zu dem Hackfleisch und mischen Sie alles gut. Formen Sie Bällchen mittlerer Größe daraus.
2. Schneiden Sie das Gemüse und die Kräuter klein.
3. Nehmen Sie nun einen Topf. Braten Sie darin zuerst die zweite geschnittene Zwiebel in etwas Öl an. Geben Sie die Fenchelstücke dazu. Nach 5 Minuten geben Sie die Fleischbällchen, Gewürze, gehackten Knoblauch und das restliche Gemüse darauf. Begießen Sie alles mit 1 Liter Wasser (5 Jupiter) und lassen Sie es kochen. Nach ½ Stunde geben Sie kurz vor dem Servieren die frisch gehackten Kräuter dazu.

Tipp: Verzieren Sie die Speise mit etwas saurem Rahm und frischen Kräutern, zum Beispiel Fenchelgrün. Manche Köche geben in die Fleischbällchen auch etwas Reis. Wenn man die Fleischfrikadellen ohne Gemüse essen möchte, werden sie dann einfach in einer Pfanne mit etwas Öl beiderseits 15 Minuten gebraten.

Pelmeni

Für 4 Personen

- Energetische Qualität der Speise: Sie wirkt aus energetischer Sicht warm auf Ihren Körper.
- Besonders geeignet für Menschen, denen in ihrem Geburtsdatum folgende Zahlen fehlen (Defizite): 2 Mond, 3 Mars, 5 Jupiter, 7 Saturn.

Pelmeni

Pelmeni sind im Osten genau so bekannt wie der russische Borschtsch. Es sind Teigtaschen, die mit Hackfleisch gefüllt werden, eine Art Tortellini.

- Seelische Wirkung und der Nutzen der Speise: Aus energetischer Sicht gleicht diese Speise vor allem den Wurzel-Chakra-Bereich aus. Das hat eine gut erdende Wirkung auf die Seele.
- Geistige Wirkung und der Nutzen der Speise: Diese Speise gibt Sicherheit und lässt den Verstand Situationen klarer sortieren.
- Körperliche Wirkung und der Nutzen der Speise bei folgenden Problemen: Anämie, Atemwegsinfektionen, Bronchitis, Eisenmangelanämie, Kopfschmerzen, Müdigkeit, multiple Sklerose, Schlafstörungen, Wechseljahrbeschwerden, Verdauungsschwierigkeiten. Pelmeni bringen Energie und Wärme in den Körper.

Zubereitungszeit: ca. 1 Stunde | Nährwert: ca. 198 kcal/100 g

Zutaten

Füllung

2 Zwiebeln (3 Mars)

500 g Rinderhackfleisch in Bio-Qualität (3 Mars)

Salz (7 Saturn) und Pfeffer (3 Mars)

Teig

2 Eier (2 Mond)

½ TL Salz (7 Saturn) und Pfeffer (3 Mars)

400 g Vollwertmehl (7 Saturn)

Zubereitung

1. Schälen Sie die Zwiebeln und hacken Sie sie klein. Mit dem Hackfleisch mischen. Salzen und pfeffern.
2. Mischen Sie Eier, 150 Milliliter Wasser (5 Jupiter), Salz, Pfeffer und Mehl zu einem elastischen Teig. Rollen Sie den Teig aus und stechen Sie mit einem Glas (circa 5 Zentimeter Durchmesser) Teigplättchen aus.
3. Legen Sie jeweils etwa 1 TL der Fleischmasse auf eine Hälfte der Plättchen, klappen Sie die Scheibe zusammen und drücken Sie die Kanten fest aneinander. Formen Sie Pelmeni, indem Sie die Ecken aneinander »kleben«, sodass aus den Halbkreisen jeweils kreisförmige Teigtaschen entstehen. Geben Sie diese anschließend für 7 Minuten in kochendes Salzwasser.

Tipp: Als Alternative können Sie auch Chinkali, georgische Pelmeni, mit Lammfüllung machen (siehe das folgende Rezept).

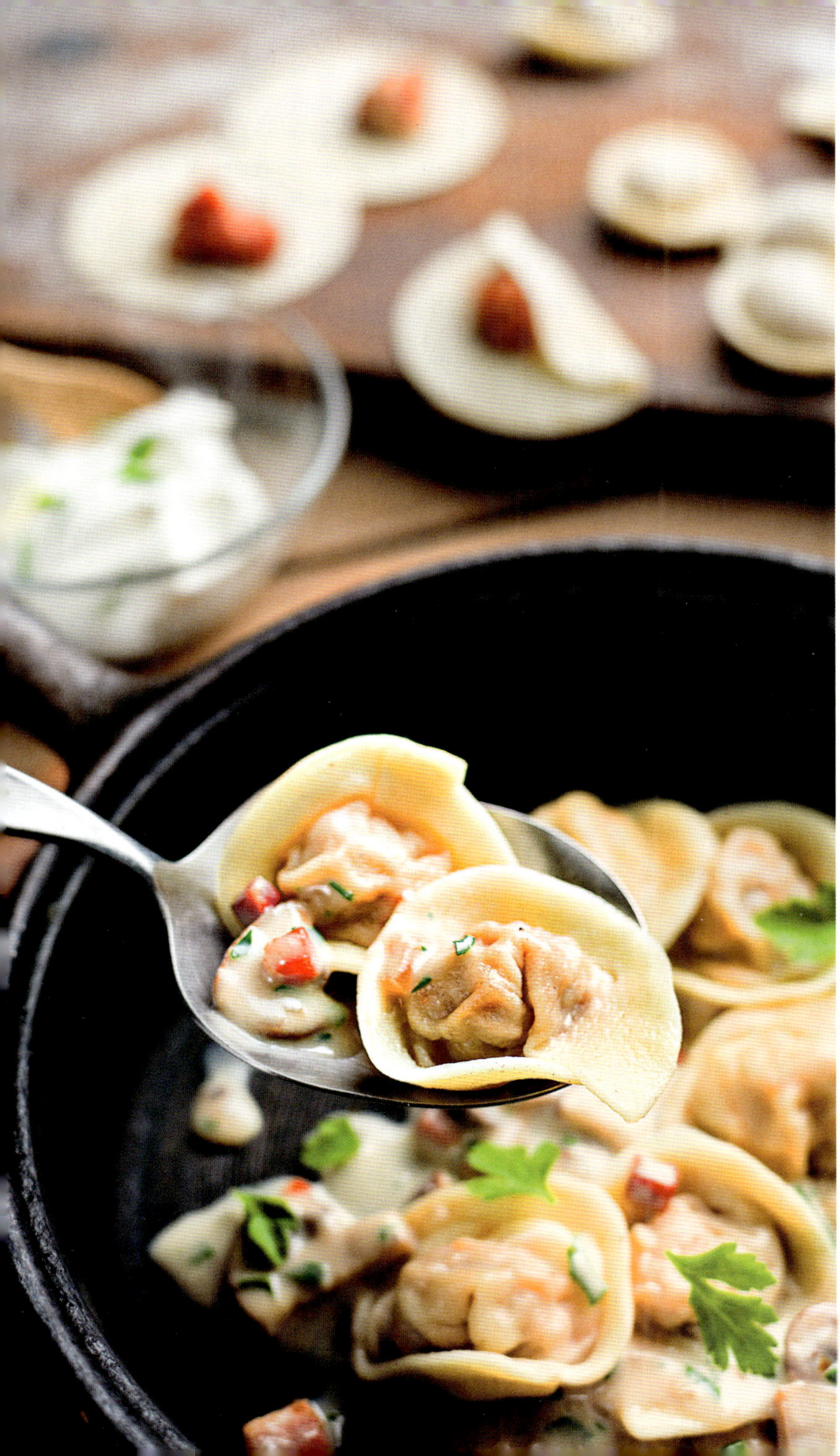

Chinkali (georgisch) mit Lammfüllung

Für 4 Personen

- Energetische Qualität der Speise: Sie wirkt aus energetischer Sicht warm-heiß auf Ihren Körper.
- Besonders geeignet für Menschen, denen in ihrem Geburtsdatum folgende Zahlen fehlen (Defizite): 2 Mond, 3 Mars, 5 Jupiter, 7 Saturn.

Chinkali

Als »Chinkali« bezeichnet man im Allgemeinen Lamm-Teigtaschen.

- Seelische Wirkung und der Nutzen der Speise: Chinkali machen glücklich, sie gelten als Speise der Liebenden.
- Geistige Wirkung und der Nutzen der Speise: Nach einem anstrengenden Tag entspannen Chinkali den Geist.
- Körperliche Wirkung und der Nutzen der Speise bei folgenden Problemen: Anämie, Altersvergesslichkeit, Anorexie, Atemwegsinfektionen, Bronchitis, Eisenmangelanämie, Herzprobleme, Kopfschmerzen, Müdigkeit, Schlafstörungen, Wechseljahrbeschwerden, Verdauungsschwierigkeiten. Lammfleisch gilt als eine der gesündesten Fleischsorten. Es enthält L-Carnitin, das für Ihren Stoffwechsel und Ihre Muskulatur, vor allem auch für Ihr Herz so wichtig ist.

Zubereitungszeit: ca. 1 Stunde | Nährwert: ca. 210 kcal/100 g

Zutaten

Füllung

2 Zwiebeln (3 Mars)
500 g Lammhackfleisch in Bioqualität (3 Mars)
Koriander- (5 Jupiter) und Kümmelpulver (7 Saturn)
Frischer Koriander (5 Jupiter) zum Dekorieren

Teig

Siehe das vorangegangene Rezept »Pelmeni«

Zubereitung

1. Schälen Sie die Zwiebeln und hacken Sie sie klein. Mit dem Hackfleisch mischen, salzen und pfeffern. Geben Sie Koriander und Kümmel dazu.
2. Bereiten Sie nun den Teig und kochen Sie die Teigtaschen wie im Rezept »Pelmeni« beschrieben.

Tipp: Servieren Sie die Chinkali mit frischem Koriander.

Bastma

Für 6 bis 8 Personen

- Energetische Qualität der Speise: Sie wirkt aus energetischer Sicht warm auf Ihren Körper.
- Besonders geeignet für Menschen, denen in ihrem Geburtsdatum folgende Zahlen fehlen (Defizite): 1 Sonne, 2 Mond, 3 Mars, 4 Merkur, 5 Jupiter, 8 Uranus.

Bastma

»Bastma« nennt man einen »gesunden Eintopf«. Die typisch usbekische Speise ist ein Gericht nach mittelasiatischer Art. Traditionell enthält sie relativ viel Fleisch, sie schmeckt aber auch mit weniger oder gar keinem Fleisch.

- Seelische Wirkung und der Nutzen der Speise: Bastma ist erfrischend und leicht verdaulich. Daher tut sie der Seele einfach rundum gut.
- Geistige Wirkung und der Nutzen der Speise: Bastma sorgt für mehr Konzentration und geistige Energie.
- Körperliche Wirkung und der Nutzen der Speise bei folgenden Problemen: Adipositas, Anämie, Altersvergesslichkeit, Anorexie, Asthma, Atemwegsinfektionen, Bronchitis, Burn-out, Immunschwäche, Kopfschmerzen, Krebs, Müdigkeit, Nervenschwäche, Schlafstörungen, Wechseljahrbeschwerden, Verdauungsschwierigkeiten. Bastma macht den Körper basisch, besonders wenn man das Fleisch weglässt. Der Sellerie wirkt harnreinigend, die Aubergine stärkt Ihre Zellen, und der Weißkohl wirkt antioxidativ. Bastma ist frisch, vitaminhaltig und gesund! Die Zubereitung ist leicht und wie gesagt auch ohne Fleisch möglich.

Zubereitungszeit: ca. 1 Stunde | Nährwert: ca. 180 kcal/100 g

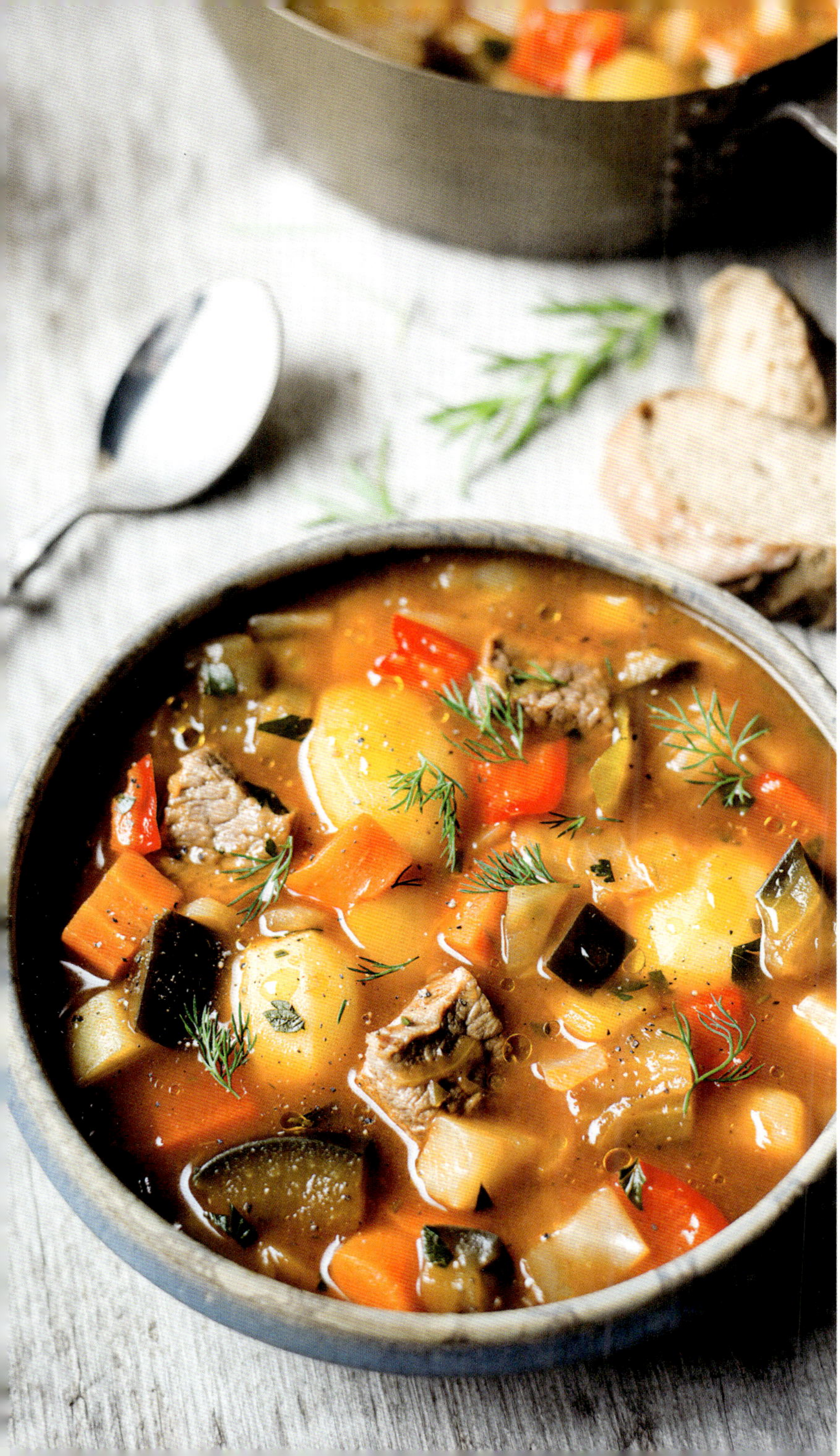

Zutaten

5 Zwiebeln (3 Mars)
1 Sellerieknolle (4 Merkur)
1 Aubergine (5 Jupiter)
3 Karotten (4 Merkur)
2 Paprika (1 Sonne)
12 kleine Kartoffeln (1 Sonne)
2 Tomaten (8 Uranus), 1 Knoblauchknolle (3 Mars)
Salz (7 Saturn) und Pfeffer (3 Mars)
1 Bund Schnittlauch (3 Mars), Rosmarin (1 Sonne), Kümmel (7 Saturn), Koriander (5 Jupiter), Basilikum (3 Mars und 2 Mond), Dill (1 Sonne), Petersilie (4 Merkur und 2 Mond)
1 Weißkohl (2 Mond)
Etwas Rapsöl (1 Sonne)
1,5 kg mageres Rindfleisch in Bioqualität (3 Mars)
Frische Kräuter (diverse Planetenimpulse) und eventuell Sauerrahm (7 Saturn) zum Garnieren

Zubereitung

1. Schneiden Sie alle Gemüse in mittelgroße Stücke. Hacken Sie die Kräuter und den Knoblauch klein.
2. Das Öl und das Fleisch in einen Topf geben, dann die vorbereiteten Zutaten hinzufügen, und zwar in obiger Reihenfolge.
3. Gießen Sie 400 Milliliter Wasser (5 Jupiter) dazu. 45 Minuten im bedeckten Topf garen.

Tipp: Servieren Sie das Gericht mit frischen Kräutern (zum Beispiel Dill) und gegebenenfalls mit etwas Sauerrahm.

Nachspeisen

Sauerteigtaschen nach Großmutters Art

Für 4 Personen

- Energetische Qualität der Speise: Sie wirkt aus energetischer Sicht erfrischend-neutral auf Ihren Körper.
- Besonders geeignet für Menschen, denen in ihrem Geburtsdatum folgende Zahlen fehlen (Defizite): 1 Sonne, 2 Mond, 7 Saturn, 0 Pluto.
- Seelische Wirkung und der Nutzen der Speise: Diese Sauerteigtaschen beruhigen die Seele.
- Geistige Wirkung und der Nutzen der Speise: Sie besänftigt den unruhigen Geist.
- Körperliche Wirkung und der Nutzen der Speise bei folgenden Problemen: Angststörung, Appetitlosigkeit, Burn-out, Kopfschmerzen, Magersucht, Müdigkeit, Stress. Quark und Rosinen gelten in Russland als Kraftgeber.

Zubereitungszeit: ca. 300 Minuten | Nährwert: ca. 300 kcal/100 g

Zutaten

Teig

120 ml Milch (2 Mond)
20 g Hefe (0 Pluto)
800 g Vollwertmehl (7 Saturn)
5 Eier (2 Mond)
½ TL Salz (7 Saturn)
8 EL Rohrohrzucker (0 Pluto)
8 EL Butter (7 Saturn)
2 TL Schmand (9 Neptun)

Füllung

100 g Quark (2 Mond)
30 g Rosinen (1 Sonne)
Etwas Rohrohrzucker (0 Pluto)
1 Handvoll gehackte Walnüsse (0 Pluto)

Küchentipp

Sauerteig geht schneller auf, wenn man oben drei Makkaroni hineinsteckt.

Zubereitung

1. Mischen Sie Milch und Hefe. Geben Sie die Hälfte des Mehls dazu. Lassen Sie diese Mischung 3 Stunden stehen.
2. Geben Sie danach die andere Mehlhälfte, Eier, Salz und Zucker dazu und kneten Sie den Teig 5 Minuten durch.
3. Danach die Butter und den Schmand hinzufügen. Kneten Sie den Teig noch einmal durch. Lassen Sie ihn weitere 1½ Stunden

ziehen. Nun können Sie aus dem Teig kleine oder große Taschen formen.

4. Legen Sie Quark mit Rosinen und etwas Zucker in einige Taschen. In die anderen legen Sie Rosinen, gemischt mit Walnüssen und Zucker.
5. Backen Sie die Taschen 30 bis 45 Minuten bei 180 Grad Umluft in der Mitte des Ofens.

Tipp: Einige Köche füllen die Taschen auch mit Konfitüre oder mit frischen Apfel- und Aprikosenstücken. Andere nehmen nur Quark als Füllung. Damit die Taschen glänzen, kann die Teigoberfläche vor dem Backen mit einem Eigelb bestrichen werden. Dieser Kuchen ist in Russland sehr bekannt. Er kann sowohl mit den hier erwähnten Zutaten als auch mit Mohn und Zucker vorbereitet werden. Quark und Rosinen stellen jedoch eine gängige Rezeptur dar.

Flüssiges Schokotörtchen

Für 4 Personen

- Energetische Qualität der Speise: Sie wirkt aus energetischer Sicht warm auf Ihren Körper.
- Besonders geeignet für Menschen, denen in ihrem Geburtsdatum folgende Zahlen fehlen (Defizite): 1 Sonne, 2 Mond, 4 Merkur, 7 Saturn, 8 Uranus, 0 Pluto.
- Seelische Wirkung und der Nutzen der Speise: Diese Speise belebt Ihre Seele und bringt gute Laune.
- Geistige Wirkung und der Nutzen der Speise: Das Törtchen bewahrt Ihren Geist vor sogenannten Energievampiren und Neidern. Schokolade gilt in dieser Hinsicht als »schützende Materie«.

Körperliche Wirkung und der Nutzen der Speise bei folgenden Problemen: Angststörungen, Appetitlosigkeit, Burn-out, Kopfschmerzen, Magersucht, Müdigkeit, Stress.

Zubereitungszeit: ca. 80 Minuten | Nährwert: ca. 330 kcal/100 g

Schokolade: Beschützer und Stimmungsaufheller

Die köstlichen Schokotörtchen, deren Rezeptur nicht osteuropäischen Ursprungs ist, habe ich in meiner Wahlheimat Schweiz kennen- und lieben gelernt. Sie lassen sich – in Maßen und deshalb ohne »schlechtes Gewissen« genossen – wunderbar in die gesunde Küche integrieren, weil sie für gute Laune sorgen und einen positiven energetischen Effekt auf uns haben.

Zutaten

Garnitur

250 g halbierte Erdbeeren (1 Sonne)
1 EL Puderzucker (0 Pluto)
1 EL Orangensaft (1 Sonne)

Törtchen

Butter (7 Saturn) für die Förmchen
50 g Butter (7 Saturn)
150 g dunkle Schokolade (4 Merkur)
50 g Puderzucker (0 Pluto)
1 EL frisch gepresster Orangensaft (1 Sonne)
2 Eier (2 Mond)
1 Prise Salz (7 Saturn)
1 EL Puderzucker (0 Pluto) zum Bestäuben

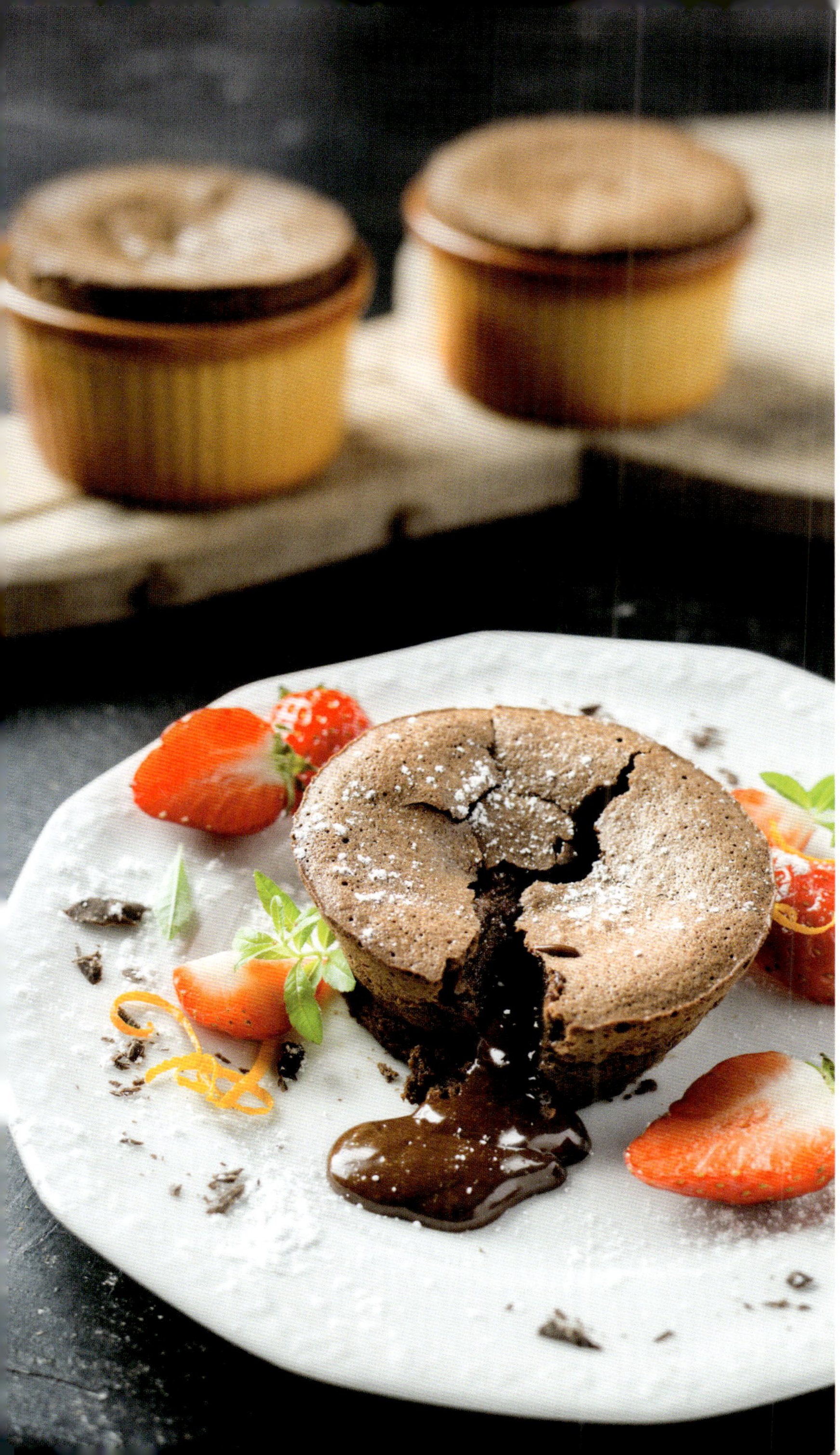

Flüssiges Schokotörtchen

Zubereitung

1. Mischen Sie für die Garnitur Erdbeeren mit Puderzucker und Orangensaft. Lassen Sie sie im Kühlschrank ziehen, bis die Törtchen fertig sind.
2. Belegen Sie die Förmchenböden (Durchmesser circa 8 Zentimeter) mit Backpapier und bebuttern Sie den Rand der Förmchen.
3. Lassen Sie Butter und Schokolade mit Puderzucker und Orangensaft bei kleiner Hitze in einem Topf schmelzen. Danach auskühlen lassen.
4. Eier trennen. Rühren Sie das Eigelb darunter. Schlagen Sie das Eiweiß mit Salz steif. Fügen Sie Puderzucker bei und schlagen Sie es weiter, bis die Masse glänzt. Ziehen Sie den Eischnee sorgfältig unter die Schokoladenmasse.
5. Verteilen Sie den Teig in die Förmchen. Sie können in die Mitte des Teigs auch ein Stück Schokolade zusätzlich legen.
6. Backen Sie die Törtchen in der Mitte des auf 170 Grad vorgeheizten Ofens bei Oberhitze 15 Minuten lang und lösen Sie sie dann vorsichtig mit einem Messer aus den Förmchen. Sie können auch nur die Ränder mit einem Messer lösen und die Förmchen ins heiße Wasser tauchen. So löst sich der Teig leichter.
7. Platzieren Sie die Törtchen auf Tellern. Garnieren Sie sie mit der bereits fertigen Garnitur aus Erdbeeren, die Sie zuvor noch in Hälften geschnitten haben.

Tipp: Manche Köche dekorieren das Ensemble noch mit wenigen Orangenzesten, Zitronenverbene und Schokoraspeln. Bestäuben Sie alles mit Puderzucker.

Backen Sie gern? Dann kennen Sie das Problem – der Kuchen will nicht aus der Form herauskommen. Wenn das passiert, dann legen Sie für 5 Minuten ein nasses, warmes Tuch um die Form herum. So löst er sich leichter.

Für 4 Personen

Energetische Qualität der Speise: Sie wirkt aus energetischer Sicht neutral auf Ihren Körper.

Besonders geeignet für Menschen, denen in ihrem Geburtsdatum folgende Zahlen fehlen (Defizite): 1 Sonne, 6 Venus, 0 Pluto.

Seelische Wirkung und der Nutzen der Speise: Kürbis ist im russischen Raum sehr beliebt. Man sagt, er sei ein »Seelenstärker«.

Geistige Wirkung und der Nutzen der Speise: Der Genuss von Kürbis hat einen direkten Einfluss auf die Optimierung Ihrer geistigen Leistungsfähigkeit.

Körperliche Wirkung und der Nutzen der Speise bei folgenden Problemen: Adipositas, Andropause, Arteriosklerose, Blasenprobleme, Depression, Gicht, Herzleiden, Magengeschwür, Nierenleiden, Prostatitis, Rheuma. Kürbis ist für Ihre Leber und den Magen eines der gesündesten Lebensmittel. Heiler empfehlen den Kürbis außerdem bei Blasenschwäche, Prostatabeschwerden, Fettsucht, Gicht, Rheuma, Herzbeschwerden und Nierenschwäche.

Zutaten

1 mittelgroßer Hokkaidokürbis (1 Sonne)
20 ml Rapsöl (1 Sonne)
30 g Rohrohrzucker (0 Pluto)
1 Prise Zimt (6 Venus)

Zubereitung

1. Schneiden Sie das Kürbisfleisch in Würfel. Geben Sie Öl, Zucker und Zimt dazu. Vermischen Sie alles gut und legen Sie es auf ein Backblech.
2. Backen Sie die Würfel auf der mittleren Schiene 25 Minuten bei 170 Grad Oberhitze im Backofen.

Tipp: Servieren Sie die Stückchen auf einem Teller zusammen mit Beeren und Apfelmus.

Blini mit Quark und Obst

Für 4 Personen

- Energetische Qualität der Speise: Diese Speise wirkt aus energetischer Sicht erfrischend-neutral auf Ihren Körper.
- Besonders geeignet für Menschen, denen in ihrem Geburtsdatum folgende Zahlen fehlen (Defizite): 2 Mond, 3 Mars, 7 Saturn.
- Seelische Wirkung und der Nutzen der Speise: Diese Speise wirkt auf Ihren Körper aus energetischer Sicht warm und wärmt dadurch auch Ihre Seele.

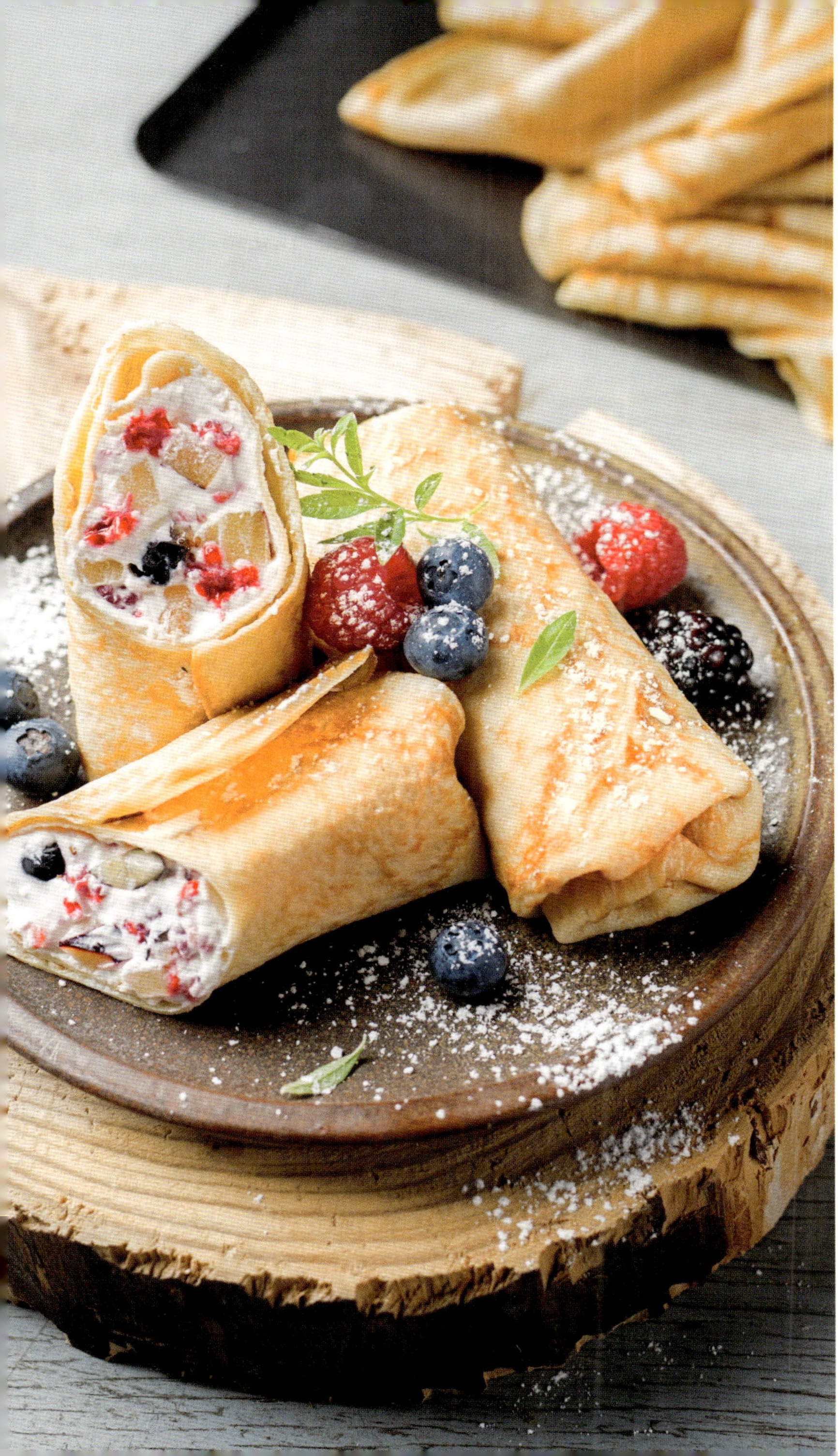

Blini mit Quark und Obst

Mit »Blini« bezeichnet man im Russischen Pfannkuchen.

Geistige Wirkung und der Nutzen der Speise: Quark und Obst wirken positiv auf Gehirn und Geist. Sie animieren zu neuen Ideen.

Körperliche Wirkung und der Nutzen der Speise bei folgenden Problemen: Anorexie, Appetitlosigkeit, Kopfschmerzen, Knochenschmerzen, Müdigkeit, Stress. Die Kombination von Quark und Obst bringt Ihrem Körper Kraft und Stärke. Quark enthält wichtige Bausteine für den Zellstoffwechsel. Er liefert viele Aminosäuren und bildet essenzielle Fettsäuren.

Teig
200 g Vollwertmehl (7 Saturn)
½ l Milch (2 Mond)
1 Prise Salz (7 Saturn)
1 EL Butter (7 Saturn)
Butter (7 Saturn) zum Braten

Füllung
200 g Quark (2 Mond)
50 g Obst nach Geschmack (verschiedene Planetenimpulse)
Salz (7 Saturn) und Pfeffer (3 Mars)
1 EL Puderzucker (0 Pluto) zum Bestäuben

Vermischen Sie Mehl, Milch und Salz und braten Sie in einer Pfanne damit mehrere dünne Pfannkuchen. Geben Sie immer wieder Butter in die Pfanne, lassen Sie sie heiß werden und gießen Sie den flüssigen Teig hinein. Nach circa 1 Minute ist eine Seite des Blini gebraten. Blini umdrehen und ihn eine weitere Minute braten.
Mischen Sie Quark und Obst und belegen Sie die Blini damit. Rollen sie diese zu kleinen Päckchen. Braten Sie sie nochmal kurz in Butter an.

Dazu passen Heidelbeeren, Himbeeren und Brombeeren; bestäuben Sie das Ganze mit Puderzucker.

Wenn Sie bei Crêpes und Pfannkuchen Eier verwenden, geben Sie zuerst das Eigelb in den Teig. Dieses sollte davor mit Zucker vermischt werden. Danach erst geschlagenes Eiweiß zugeben. So werden Ihre Pfannkuchen perfekt.

Tschak Tschak

Für 4 Personen

- Energetische Qualität der Speise: Sie wirkt aus energetischer Sicht warm auf Ihren Körper.
- Besonders geeignet für Menschen, denen in ihrem Geburtsdatum folgende Zahlen fehlen (Defizite): 1 Sonne, 2 Mond, 6 Venus, 7 Saturn, 0 Pluto.

Tschak Tschak

Als »Tschak Tschak« bezeichnet man bei uns kleine »Glückskuchen«. Diese Süßspeise ist in den Küchen verschiedener Turkvölker verbreitet, besonders der tatarischen und baschkirischen, aber auch in Russland und den anderen Staaten der GUS.

- Seelische Wirkung und der Nutzen der Speise: Tschak Tschak ist sehr gut für Ihre Nerven und Ihre Psyche.
- Geistige Wirkung und der Nutzen der Speise: Diese Speise ist besonders geeignet für Menschen, die geistig arbeiten und oft ausgelaugt sind.
- Körperliche Wirkung und der Nutzen der Speise bei folgenden Problemen: Angststörungen, Appetitlosigkeit, Burn-out, Erkältungen, Halsschmerzen, Kopfschmerzen, Magersucht, Müdigkeit, Stress. Honig ist ein natürliches Antibiotikum. Manche sagen zu ihm »Lebenselixier«. Er weist antibakterielle, antimykotische und antioxidative Eigenschaften auf.

Zubereitungszeit: ca. 80 Minuten | Nährwert: ca. 409 kcal/100 g

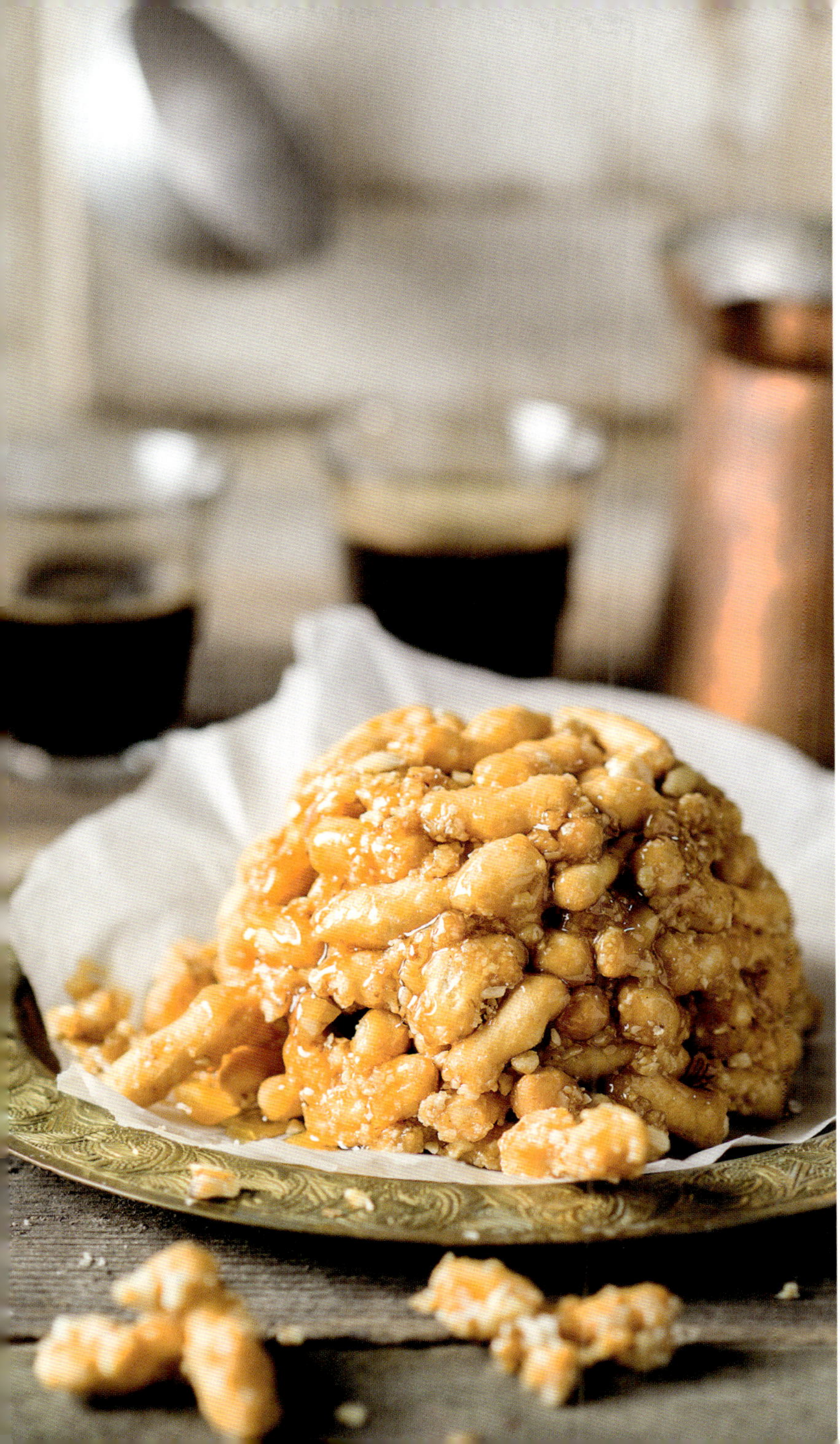

Tschak Tschak

Nun, rein ernährungsphysiologisch betrachtet, gehört Tschak Tschak aus heutiger Sicht wohl nicht zum »Gesündesten«. Doch handelt es sich hier um ein Lieblingsrezept meiner Oma Baba Walja, die ja über ein großes Wissen von den energetischen Qualitäten der Lebensmittel verfügte. Wie ich bestätigen kann, ist die geringe Menge Wodka unbedenklich, und der Verzehr dieses Desserts trägt zum allgemeinen Wohlbefinden bei. Durch die damit verbundene Ausschüttung von Glückshormonen wird unser Körper sicher auch mit der Gesundheit Zuträglichem beschenkt – solange man es, wie gesagt, mengenmäßig nicht übertreibt und sich den Genuss gönnt, ohne dabei Reuegefühle zu entwickeln …

Teig

3 Eier (2 Mond)
1 TL Wodka (0 Pluto)
Salz (7 Saturn)
1 Päckchen Backpulver (0 Pluto)
350 g Vollwertmehl (7 Saturn)
½ l Rapsöl (1 Sonne) zum Ausbacken

Creme

200 g Honig (6 Venus)
200 g Rohrohrzucker (0 Pluto)
Etwa 50 g zerkleinerte Walnüsse (0 Pluto)
Sesamkörner (7 Saturn) zum Verzieren

Mischen Sie die Teigzutaten und formen Sie daraus mehrere dünne »Würstchen«. Schneiden Sie diese in kleine Stücke und braten Sie sie im Öl knusprig an. Zum Entfetten auf Küchenpapier legen.
Wärmen Sie in einer Pfanne Honig mit Zucker an. Dabei sollte der Honig nicht zu heiß werden, sonst entstehen gesundheitsschädliche Stoffe. Rühren Sie das Gemisch gut und lange um, bis der Zucker sich gelöst hat.
Geben Sie in diese Mischung den gebackenen Teig und Nüsse. Mischen Sie alles zusammen und platzieren Sie es auf einem Teller als »Berg«. Verzieren Sie das Ganze mit Sesamkörnern und stellen Sie es für 1 Stunde in den Kühlschrank.

Man kann das kalte Tschak Tschak mit einem Messer wie eine Torte schneiden.

Nachwort

Liebe Leser, wenn Sie diese Zeilen lesen, haben Sie ja vielleicht schon das ein oder andere Rezept ausprobiert. Und möglicherweise konnten Sie dabei feststellen, wie positiv sich der gesamte Prozess von der Planung über den Einkauf und die Zubereitung der Speisen bis zu deren Genuss auf Ihr Wohlbefinden und die allgemeine Gesundheit auswirkt.

Wie ich auszuführen versucht habe, wird diese Wirkung nicht allein auf der materiellen Ebene der bekannten Stoffe erzielt, sondern geschieht ursächlich und in Interdependenz mit den geistigen und kosmischen Energien. Jenes Wissen um die feinstofflichen Zusammenhänge schlummert schon bei der Geburt tief in unserem Inneren, wird aber bei der Erkundung des näheren und weiteren Umfelds sowie des eigenen Ichs in der dinglichen Welt während der Kindheit nahezu vergessen, falls bei uns nicht eine ausgesprochene Feinfühligkeit für solche Zusammenhänge vorliegt. Wenn wir uns dann später mit dem altüberlieferten Wissen um die energetische Perspektive unseres Daseins beschäftigen, können wir wieder einen Zugang zu diesen wahren Wurzeln unserer Existenz finden.

Die sensible Wahrnehmung der »kulinarischen Materie« mit einem Gespür sowohl fürs Feinenergetische wie auch fürs Pragmatische hilft uns dabei, als spirituelle Menschen geerdet zu bleiben und unsere Existenz als Wesen aus Fleisch und Blut gern anzunehmen. Denn wie auch immer man zur materiellen Welt eingestellt ist – sie hat ganz sicher einen Sinn, sonst wäre sie nicht da. Das haben die Schamanen aller Zeiten und Völker so gesehen. Schön, dass man solche Erkenntnisse auch beim Tafelvergnügen vertiefen kann, bei dem der Genuss auf diese Weise weit über die körperlichen Sinne hinauszugehen vermag.

Die Lehre von den uns umgebenden und durchdringenden Energien ist recht komplex, und sicher werden Sie noch so manche Fragen haben. Sollten Sie das Bedürfnis verspüren, mehr zu alldem zu erfahren, freue ich mich, wenn Sie sich für die im folgenden Anhang beschriebenen Veröffentlichungen und Seminare interessieren.

Nun wünsche ich Ihnen und Ihren Lieben ein gutes Gelingen dabei, die Feinschmeckerei – die ebenso alt ist wie die Suche des Menschen nach dem Sinn des Lebens und immer ein wesentlicher Bestandteil aller Kultur war – auf Ihre Weise mit neuem Leben zu füllen. Damit leisten Sie einen wesentlichen Beitrag zu Ihrer Gesundheit und Ihrem Wohlbefinden, wovon sicher auch alle anderen profitieren werden.

Herzlich, Ihr Vadim Tschenze

Abszess: Furunkel, ein mit Eiter gefüllter Hohlraum im Gewebe, eine Art riesiger Pickel.

ADHS: Aufmerksamkeitsdefizit-Hyperaktivitätsstörung.

Adipositas: Fettsucht, Fettleibigkeit, krankhaftes Übergewicht.

Affektive Störungen: Stimmungsstörungen.

Agoraphobie: Platzangst (die Angst, über freie Plätze zu gehen), im weitesten Sinne Angst vor ausweglosen Situationen.

Akne: Erkrankung des Talgdrüsenapparats und der Haarfollikel.

Aktinische Keratose: Verhornung der Haut.

Amenorrhö: das Ausbleiben der Regelblutung.

Anämie: Mangel an rotem Blutfarbstoff (Hämoglobin) im Blut.

Androgenisierung: Vermännlichung, Veränderung bei einer Frau, die sich als Folge einer vermehrten Wirkung männlicher Hormone ausbildet.

Andropause: Einsetzen der »Wechseljahre« bei Männern.

Angina Pectoris: koronare Herzkrankheit, Durchblutungsstörung des Herzmuskels.

Angina tonsillaris: Tonsillitis, (Rachen)mandelentzündung.

Anorexie: Magersucht, krankhafte Essstörung.

Anti-Aging-Mittel: Vorsorge gegen Immunschwäche, Krebs und so weiter.

Antimykotisch: pilzabwehrend.

Antioxidanzien: chemische Verbindungen, die eine Oxidation anderer Substanzen verlangsamen oder gänzlich verhindern. Sie schützen unsere Zellen vor den gefährlichen freien Radikalen (siehe dort).

Apoplex: Schlaganfall, Hirninfarkt, Insult, ein Hirnschlag durch Sauerstoffmangel im Gehirn.

Arteriosklerose: Ablagerung von Bindegewebe, Fett, Kalk und Thromben in den Blutgefäßen.

Arthritis: Gelenkentzündung, Rheuma.
Arthrose: Gelenkverschleiß.
Asthma bronchiale: chronisch entzündliche Erkrankung der Atemwege.
Astigmatismus: Stabsichtigkeit, eine Hornhautverkrümmung.
Autismus: Entwicklungsstörung mit Problemen im sozialen Umgang, Auffälligkeiten bei der verbalen und nonverbalen Kommunikation und stereotypen, sich wiederholenden Verhaltensweisen.
Avitaminose: Mangel an Vitaminen.
Azidose: Übersäuerung des Körpers.

Basedow-Krankheit: Schilddrüsenerkrankung.
Bechterew-Krankheit: chronisch-entzündliche rheumatische Erkrankung der (Wirbelsäulen)gelenke.
Besenreiser: geplatzte Äderchen.
Bronchitis: Entzündung der Schleimhäute in den Luftwegen der Lunge.
Burn-out: Ausgebranntsein infolge von Dauerstress.

Cholezystitis: Gallenblasenentzündung.

Demenz: Nachlassen der Verstandeskraft.
Diabetes mellitus: Zuckerkrankheit, eine Stoffwechselerkrankung.
Diarrhö: Durchfall.
Diskushernie: Bandscheibenvorfall.

Fibromyalgie: eine rheumatische Erkrankung.
Freie Radikale: Teile von Molekülen, an deren Bruchstelle sich ein Atom mit einem sogenannten ungepaarten Elektron befindet. Diese ungebundenen Radikale setzen Gewebe unter oxidativen Stress und können es zerstören.

Gastritis: Entzündung der Magenschleimhaut.
Grauer Star: Katarakt, eine Trübung der Augenlinse.
Gürtelrose: Herpes Zoster, eine Viruserkrankung.

Hämochromatose: eine Eisenspeicherkrankheit.
Hyperthyreose: Schilddrüsenüberfunktion.
Hypertonie: zu hoher Bluthochdruck.
Hypothyreose: Schilddrüsenunterfunktion.
Hypotonie: zu niedriger Blutdruck.

Insult: Anfall, Verletzung, siehe auch Apoplex.

Katarakt: grauer Star.

Laktoseintoleranz: Milchzucker (Laktose) wird nicht richtig verdaut.
Leberzirrhose: Endstadium einer chronischen Lebererkrankung.
Leukämie: Blutkrebs.

Menopause: Hormonumstellung, Einsetzen der Wechseljahre.
Migräne: anfallartige, pulsierende und meistens halbseitige Kopfschmerzen.
Morbus Crohn: chronische, schubweise verlaufende Entzündung des Magen-Darm-Trakts.
Multiple Sklerose (MS): entzündliche Erkrankung des zentralen Nervensystems.

Neurodermitis: atopisches Ekzem, nicht ansteckende Hautkrankheit.

Obstipation: Verstopfung.
Ödem: Wasseransammlung im Gewebe.
Osteoporose: Knochenschwund.

Pankreatitis: Bauchspeicheldrüsenentzündung.
Parkinson-Krankheit: Schüttellähmung.
Prämenstruelles Syndrom (PMS): komplexe Beschwerden, die vier bis vierzehn Tage vor dem Eintreten der Regelblutung auftreten können und mit Beginn der Mens aufhören.
Prostatitis: Vergrößerung beziehungsweise akute oder chronische Entzündung der Prostata (Vorsteherdrüse).
Psoriasis: Schuppenflechte, Hautkrankheit, die sich durch stark schuppende Hautstellen zeigt.

Radikulitis: Entzündung der Nervenwurzeln des Rückenmarks.

Sklerose: Verhärtung von Organen oder Gewebe durch Vermehrung des Bindegewebes.

Trigeminusneuralgie: Schmerzen am Trigeminusnerv (im Gesicht).

Weitere Veröffentlichungen des Autors

Bücher
»Russisch-tibetische Honigmassage«, Videel 2001
»Das geheime Wissen – Einführung in die Welt der Esoterik«, Silberschnur 2006
»Orientalisches Wahrsagen – Kaffee (0 Pluto)satzlesen«, Silberschnur 2007
»Karma-Orakel – der Mensch und die karmischen Gesetze«, Urania 2007
»Geheimnisse der Liebesmagie«, Silberschnur 2008

»Übersinnliche Phänomene«, Silberschnur 2008
»Das alte russische Wissen«, Silberschnur 2009
»Die russische Kräuterheilkunde«, Aquamarin 2012
»Geheimnisse der Edelsteine«, Neuzeit, Tägerwilen 2013
»Vadims Methode«, Goldmann 2014
»Die Aura und die Haut«, V. Tschenze und K. Michel, Aquamarin 2015
»Vetucha-Heilung: Die russische Magiemethode zur Selbstheilung«, Goldmann 2016
»Wer war ich in meinem früheren Leben?«, Goldmann 2016
»Vadims schamanischer Kalender«, Goldmann 2017
»Sex und Karma«, Goldmann 2017

Geführte Meditationen auf CD
»Goldene Mitte: Verändere dein Leben – Meditation zur Blockadenlösung bei karmischen Ursachen«, 2012
»Heilende Gebete für Liebe, Wohlbefinden, Geld und Blockadenlösung«, 2012
»Wasser aufladen: Heilende Töne für die Seele zum Wasseraufladen und für mehr Lebensqualität«, 2012
»Mystische Zahlenmeditation: Öffne und stärke dein Herzchakra«, Arkana 2017
»Meditation der fünf schamanischen Elemente: Erfülle deine Wünsche und finde Harmonie«, Arkana 2017
»Meditationen der Weiblichkeit: Erwecke deine ursprüngliche Liebe und Intuition«, Arkana 2017

Seminare auf DVD
»Kartenlegen einfach gelernt, Seminar für Anfänger und Fortgeschrittene mit Vadim Tschenze – Basiskurs«
»Kartenlegen einfach gelernt, Seminar für Fortgeschrittene mit Vadim Tschenze – Aufbaukurs«
»Wohlfühlmassagen«
»Aberglaube, Magie, Wünsche und Heilung – Ein Vortrag mit Vadim Tschenze«

Seminare und Kontaktadresse

Ausbildungen und Seminare an der Vadim Tschenze Akademie, eine Auswahl:

- Channeling
- Geistheilung und Blockadenlösung
- Heilkräuter
- Heilseminare
- Moderne Karmalehre und Numerologie
- Kartenlegen nach russischer und sibirischer Tradition

Russischer Schamanismus
Schamanische Aufstellungen
Spirituelle Geistheilung hautnah in der Karibik
Vetucha Healing

Fordern Sie das Gesamtverzeichnis an:
Vadim Tschenze Akademie
Konstanzer Str. 37
8274 Tägerwilen
Schweiz
www.vadimtschenze.ch